编著
温长路

故事里的**养生本草**
（一）

那些花，
那些草木

上海科学技术出版社

图书在版编目（ＣＩＰ）数据

那些花，那些草木：故事里的养生本草. 一 / 温长路编著. -- 上海：上海科学技术出版社，2024.6
ISBN 978-7-5478-6618-4

Ⅰ．①那… Ⅱ．①温… Ⅲ．①中草药—养生（中医）Ⅳ．①R212②R243

中国国家版本馆CIP数据核字（2024）第081508号

那些花，那些草木：故事里的养生本草（一）

温长路　编著

上海世纪出版（集团）有限公司
上 海 科 学 技 术 出 版 社　出版、发行
（上海市闵行区号景路 159 弄 A 座 9F–10F）
邮政编码 201101　　www. sstp. cn
上海光扬印务有限公司印刷
开本 787 × 1092　1/16　印张 6.5
字数 100 千字
2024 年 6 月第 1 版　2024 年 6 月第 1 次印刷
ISBN 978-7-5478-6618-4/R·3004
定价：68.00 元

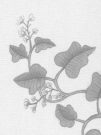

　　一纸经方传千载，一缕药香跨古今。中医药是中华民族的伟大创造，是中华文化的瑰宝，凝结着古人的生活经验，闪耀着华夏先民的智慧之光。中医药理论系统而复杂，非寻常百姓可掌握，但其中的药食同源、经方验方等内容，却是人人可以触摸到的，广大群众尤其感兴趣。

　　药物的发现和人类的觅食活动有着紧密的联系，尤其反映在"神农尝百草"这样的典故上。在千百年的流传中，有些本草的食用和药用方法被保存下来，有些则被淘汰了；近年伴随着养生保健热的兴起，国家也制定了规范的药食同源目录，并持续修订。普通群众不了解这些历史上的变化和专业上的更新，经常被社会上养生宣传乱象误导，令人深感不安。

　　《故事里的养生本草》这套书，就是为读者们筛选出历史上"声名显赫"，至今也"根正苗红"的常用本草一一介绍，保证大家用得放心、用得有效。写作上，借助历史故事和传说典故为引子，把传统文化与中医药串联起来，打开一扇风景独特的窗，和读者们共同分享具有中国味道的中医药"小点"。

　　本书围绕群众熟悉、喜爱的花草树木展开，后续还将有果实种子、蔬菜水果、食品饮品等丰富品类，带读者领略令人叹服的中医药宝藏。书中每篇文章的故事引子，如上所述，是文化与知识融汇的看点。这些故事大都是有根有据的真人真事，其中虽然有些是带有神话或传说的元素，但也是来自老祖宗们的"编排"，都是从有记载的文献中找来的，绝没有个人随心所欲的杜撰。

"古今功用"板块是每篇文章的专业知识点，是对养生本草主要营养健身作用、防病疗疾功能及其古今临床应用的概括性介绍。由于这部分内容的源头，均来自历代本草著作和相关的教科书，因此无法有太多的出新，只能立足于存真、保真，并尽量写入一些在历代传承发展过程中出现的新内容、新成果。

"健康小方"板块，是健康养生和疾病防治简便方法及技巧的介绍，既有来源于先贤们医案精华的，也有来源于老百姓生活实践积累的，还有来自笔者本人几十年医疗实践感悟的，总以靠谱、有效、实用和便于操作为标准，力图让读者一看就懂、一学就会。

笔者一直强调，有四项原则是中医在文化传播和知识普及中必须坚持的：第一是方向求稳，传播要朝着稳定社会、稳定人心、稳定经济发展的方向。第二是文化求本，传播要本在文化自身、本在文化传承和本在文化推进三个环节。第三是学术求真，要讲真实的中医、真实的经验、真实的价值，要守正创新。第四是表述求亲，传播方法必须能亲近百姓、亲近生活、亲近实际，要接地气。这四项原则，始终贯穿在这本书的创作过程中。

在全书的构思中，还有个愿望是笔者想要强烈表达的：如何实现文化与科普的有机结合，写出与西医不同的中医科普作品的特点，为形成中医科普创作的风格作一些尝试。这也是近年来笔者在进行文化、科普教育和传播中一直努力呼喊的话题。

《易传》云："形而上者为道，形而下者为器。"中医学的思维方式是"形而中"，上可以通道（文化），下可以达器（科学），基本是属于混沌的中间状态，因此是具有文化和科学双重属性的。可以说，中医学是东方文化背景下的复杂性科学，是人类文化多样性与科学多元化并行的典范。

有鉴于此，中医的科普，不能舍弃其显著的文化学背景，只按照普通的要求去传播狭义的知识。回看如今接触到的对受众普及的大量养生知识，哪些是中医的、哪些内容根本没有中医，或者是仅仅贴了中医膏药的，很值得我们深思。中医人要把自己的特色表现出来，就必须研究文化与知识一体的表现轴心、表现手段和表现技巧。离开这一主导，自己的东西就会越来越少，"种了别人的田，荒了自己的地"的悲剧迟早会发生。

中医药文化传播与知识普及，如何才能具有"合二为一""融二化一"的特点？如何才能打造出中医的传播普及学？这是广大中医药人，尤其是热爱和从事这项工作的人需要去积极探索的问题。

中医文化传播与科学普及的特点，是强调中和思维、强调机体正气决定生命盛衰。在中医的认知方法中，整体思维、辩（辨）证思维、直觉思维、中和思维、意象思维，无一不有，中国哲学的各种思维方法在中医学中都可以找到例证。但体现最充分的莫过于中和思维，中医认识论中的"天人合一"、治疗原则上的"执中致和"、药物应用上的"补偏救弊"等，无不是中和思维的具体应用。

可以毫不犹豫地说，中和是中医学的核心理念，是理解中医、运用中医、正确传播中医的出发点和立足点。离开这一点去讲中医，就不是真中医；离开这一点去看中医，与西医没什么两样。"和"与"顺"，是《黄帝内经》集中体现出的智慧，是中医养生的基本法则。《素问·上古天真论》提出的"法于阴阳，和于术数，食饮有节，起居有常，不妄作劳，故能形与神俱，尽终其天年，度百岁而去"的话，就是对"和""顺"理念的基本诠释。按照这一法则，中医的养生，就是要建立一套适合于每个人自己的良好的生活习惯。

希望本书能够体现以上思想，帮助读者找到适合自己的养生方法，养成获益终身的生活习惯。

这套书在制作过程中获得各方支持。生药摄影、本草插图由香港浸会大学陈虎彪教授、浙江省中医药研究院王恒苍医师鼎力相助，健康小方由王丹瑶、李森担纲制作，在此一并感谢。

2024 年 5 月

于北京

上篇 花草怡情又治病

花有情，草有义，花草为媒能治百种病，贵在识其真面目，文中寻答案……

一、伯夷叔齐食**白薇**

司马迁《史记·伯夷列传》记载了一个和白薇有关的故事。

伯夷、叔齐是商末孤竹君的两位王子，是古人眼中的仁人君子。二人在未来由谁担任国家接班人的问题上互相推让，为了让对方能顺利接班，双双逃离首都，到西伯昌处去修身养老，路遇武王伐纣，劝其止戈息武。周朝成立后欲请他们出仕，二人拒之，遂"隐于首阳山，采薇而食之……及饿且死"。

伯夷、叔齐临终前作歌：登彼西山兮，采其薇矣。以暴易暴兮，不知其非矣。神农虞夏忽焉没兮，我安适归矣？于嗟徂兮，命之衰矣！

他们的举动是否可供效法？后人各有褒贬，这里且不去论辩。故事中告诉人们的白薇可作食用的事实，是千真万确的。

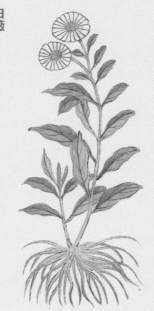

白薇

是古老的植物，《尔雅》中的葂、春草、芒草等，说的就是它。

别名　在后来的植物本草学著作中，它的别名更多，如三百根、老龙角、牛角胆草、苦胆草、百荡草、九根角、羊奶子、羊角细辛、节节空、双角果等。

特征　这些别名大体描绘出了它双角形态、苦涩味道、结节根茎、众多根须的肖像。

古今功用

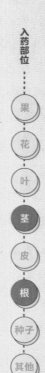

入药部位

果

花

叶

茎

皮

根

种子

其他

与《史记》同时代成书的《诗经》中已提到包括白薇在内的可食用植物二十多种，如青蒿、水藻、菖蒲等，可见我们的祖先对野生植物的研究在当时已具有相当高的水平了。这些可食用的植物同时又是治病的药物，"药食两用"为伯夷、叔齐的生存提供了充分的依据和基础。

白薇入药部分，为干燥的根茎，于每年秋季采收，以气微弱、味苦、色棕黄、条粗壮均匀、断面色白、茎实心者为正品。

功能 清热凉血，对阴虚内热、风温灼热引发的肺热咳嗽、疟疾和产后虚烦、血厥、热淋及风湿疼痛、瘰疬等有效。

经方验方 医圣张仲景认为它有安中益气之效，可治虚烦呕逆之证，其创制的竹皮大丸中就成功地运用了此药，并积累了"有热者倍薇"的经验。药王孙思邈在《千金方》中收有发汗白薇散一方，用它发汗。宋代伤寒学大家朱肱认为它有益阴之效，可治风温后期自汗身重、语言难出者，他创造的葳蕤汤中也成功地运用了此药。宋代医家王贶在《全生指迷方》中也收有白薇汤一方，用它醒脑。

妇科妙用 白薇发挥作用最广泛的领域还是妇科，被称为"难得之品"。或用其疗女子伤中淋露；或用其调经种子；或用其治妇人遗尿，不拘胎前产后；还有白薇芍药汤，取其有补阴之功。

新颖用途 《本草新编》为白薇开辟了更新颖的用途，把它用于防疫灭害和治疗外科疾病，说其以火焚之，可以辟蝇而断虱；以水敷之，可以愈疥而敛疮。

白薇为性寒之品，无论是防病健身，还是作食为药，总要遵循"以寒制热"的总原则，根据各人的体质和病证作出恰当的选择，不可囫囵吞枣、随意使用。

白薇药散
- **材料**

白薇…………… 10 克
百部…………… 20 克
款冬花………… 20 克
川贝母………… 20 克
- **用法**

粉碎后共为细粉，每服3 克，以米汤送下
- **功效**

治肺实鼻塞，呼吸受阻，嗅觉失灵，不分香臭

白薇鸭汤
- **材料**

老鸭…………… 1 只
白薇…………… 30 克
地骨皮………… 30 克
- **用法**

老鸭清洗干净后，加入白薇、地骨皮，配入适量调料后一起炖煮，至肉熟后吃肉喝汤，分3日内食用完毕
- **功效**

对阴虚发热、夜眠多汗、口苦心烦等证有效

白薇青茶
- **材料**

白薇…………… 5 克
薄荷…………… 2 克
青茶…………… 6 克
- **用法**

每日以开水冲泡，耐糖者可加入适量白糖或冰糖
- **功效**

用于阴虚之人盛夏烦热、动辄汗出，或易出现情绪中暑者

二、勾践励志吃**蕺菜**

蕺菜、蕺山的出名，与越王勾践的故事有割不断的关系。

当年越国被吴所灭，国君勾践被吴国拘押为囚，受尽磨难和侮辱。被放回越国后，他不忘耻辱，发愤图强，卧薪尝胆，立志要复国报仇。

当时越国面临的是一穷二白的国情和连年不断的自然灾害，老百姓连肚子都无法吃饱。民以食为天，勾践率众四下寻找能够充饥之物，最后在蕺山之上发现了一种可食的紫茎小草，虽然味道稍苦，又有鱼腥之味，但煮熟后充饥却还可口。

有人还把采来的一时吃不完的蕺菜晒干磨粉，之后与少量米粉混合食用，更为它开辟了广阔的途径。最令人欣喜的是，这种草再生能力很强，割了很快就能生出新苗来，可以为人们提供连续性的食物保障，帮助老百姓度过历时逾年的灾荒。

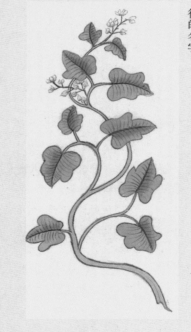

蕺菜

为三白草科植物蕺菜的带根全草。

别名　鱼腥草、尚有蒩菜、岑草、臭草、热草、九节莲、肺形草、野花麦、奶头草等别称。

特征　因其早期在浙江绍兴的蕺山出名，故得名「蕺菜」；因其味道有类似鱼腥之气，通俗的「鱼腥草」则成为它更流行的名字。

至今，绍兴蕺山上的鱼腥草仍然郁郁葱葱，以致成为不少当地人忆苦思甜和外地游客观赏尝新的打卡地。

功能 鱼腥草味辛性寒，具有清热解毒、利尿消肿之功，可用于对肺炎、肺脓疡、热痢、疟疾、水肿、热淋、白带、痈肿、痔疮、脱肛、湿疹、疥癣、秃疮等的防治。

经方验方 因该药最早是老百姓的救荒菜，早期直接入药多以单方、偏方的形式出现，被收入正规本草著作中的论述相对就少了些，内容也不够宽泛，仅见于《别录》《日华子本草》《本草纲目》《医林纂要》诸书。《滇南本草》中以它与天花粉、侧柏叶煎服，治疗肺痈吐脓吐血；《积善堂经验方》中用它捣碎外敷，治疗疔疮疼痛难忍；《救急易方》中用它与皱面草、槐树叶、草决明一起捣烂，治疗蛇毒虫伤等。

现代临床 现代兴起的中草药运动，对鱼腥草进行了广泛的发掘，发现了它不少新的作用。有用鱼腥草与桔梗煎剂治疗肺炎的，证实了药理研究中得出的广谱抗菌作用；有用鱼腥草煎剂治疗小儿肺脓疡的，也取得了比较满意的效果；有用鱼腥草、桔梗煎剂治疗慢性气管炎的，主要症状咳嗽、咯痰均明显减轻或消失；他如用鱼腥草原药或相关制剂内服或外用，治疗百日咳、慢性宫颈炎、化脓性关节炎、单纯性疱疹、疖肿等，也都获得较高的有效率和治愈率。

注意事项 《别录》说它多食令人气喘，《食疗本草》说它久食发虚弱、损阳气、消精髓，故应本着食用适度、中病即止的原则，不可连续久用，体质虚寒者不可食用。

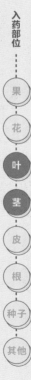

入药部位

果
花
叶
茎
皮
根
种子
其他

健康小方

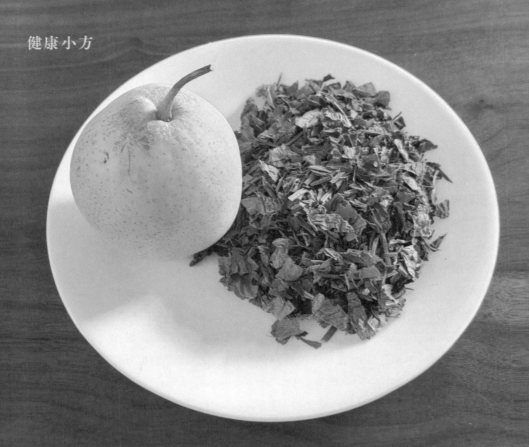

鱼腥草自古就是老百姓的家常菜，自然就成为当今人们追求回归自然的尝鲜品，连比较高档的饭店餐桌上都可以见到它的身影。

鱼腥草烧猪肺

- **材料**

鱼腥草…………… 100 克

猪肺……………… 250 克

- **用法**

鱼腥草和猪肺加入生姜、大葱等辅料一起炖烧，出锅后即可食用

- **功效**

有清热解毒、滋阴润肺之效，可用于肺虚之人，或大病过后气喘咳嗽、动辄乏力者

鱼腥草炖雪梨

- **材料**

鲜鱼腥草………… 500 克

（或干鱼腥草 …100 克）

雪梨……………… 250 克

- **用法**

鱼腥草煮水，煮开 15 分钟后捞出药渣，加入雪梨，煮沸 3 分钟，再加入冰糖适量溶化，放至温度适宜时，分多次饮用

- **功效**

有滋阴降火、宣肺化痰、止咳散结之效，凡肺胃实热之证均可用

三、刘秀嘉封马齿苋

马齿苋的雅号"晒不死"，缘起关于刘秀的传说。

西汉末年，外戚王莽篡夺了刘氏江山，改朝换代，自己当上了皇帝。刘氏后裔心中不忿，与其开始了争夺政权的斗争，其中最具有代表性的就是后来成为汉光武帝的刘秀。

王莽对羽翼未丰的刘秀一路追杀到中原一带，时值炎夏，刘秀饥渴交加，又患上了痢疾，眼见要被王莽的部队赶上，却无处躲藏。这时，一片马齿苋地出现在他的面前，刘秀就一头钻进马齿苋丛中，一株半人高的巨大马齿苋不仅遮住了他的身躯，让他躲过了王莽的追兵，而且为他遮住了强烈的阳光。

他不停地咀嚼着马齿苋，用它的津液解除口渴，不知不觉中还治愈了多日不愈的痢疾。看着阳光暴晒下仍水灵灵的马齿苋，刘秀说："你真是个晒不死啊！"刘秀称帝后，这话成了金口玉言，马齿苋自此有了"晒不死"的雅号。

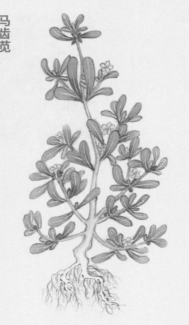

马齿苋

因其叶片形似马的牙齿而得名。

别名 马齿苋别名有马齿菜、马踏菜、五方草、五行草、酸苋、酸味菜、安乐菜、长命苋、长寿菜等二十个以上，足见其分布地域之广泛，群众基础之坚实、乡土气息之浓厚。

雅号 在中原地区，它还有个「晒不死」的雅号。

古今功用

寒

入药部位

果

花

叶

茎

皮

根

种子

其他

功能 清热解毒、散血消肿，马齿苋是治疗热淋、血淋、带下、痈肿、恶疮、丹毒、瘰疬、消渴诸证的重要药物。对痢疾的防治，是马齿苋的强项。

治痢验方 在菌痢流行季节里，用马齿苋鲜品500克或干品250克，煎汤滤汁口服，每日2～3次，连服1周，具有明显的预防作用。用马齿苋煎液口服、稀释后保留灌肠，或制成针剂进行肌内注射，治疗痢疾立竿见影，急性病例在用药后能迅速控制症状。此外，对肠炎、消化不良性腹泻等，采用马齿苋制剂治疗，同样能收到良好效果。

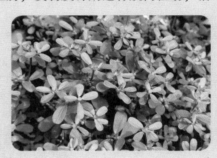

开花的马齿苋

其他运用 临床上还有用马齿苋治疗钩虫病、急性阑尾炎、淋巴结核溃烂、疮疖化脓感染、小儿百日咳、妇女功能性子宫出血等许多疾病的大量报道。

马齿苋可药可食，是北方广大农村地区普遍食用的野菜，对人体的健康和防疫发挥着积极的作用。

马齿苋米粥

本方来源于公元 992 年成书的《太平圣惠方》："马齿菜两大握、粳米三合，以水和马齿菜煮粥，不着盐醋，空腹淡食。"对血痢的治疗效果显著。此方历经千年不衰，至今用于对痢疾的预防和治疗仍效如桴鼓

马齿苋馄饨

- **材料**

鲜马齿苋、鸡蛋、大葱、生姜、面粉

- **用法**

把鲜马齿苋洗净、切碎，加入鸡蛋和大葱、生姜等调料作馅，用面粉包馄饨、包子

- **功效**

清热、解毒、凉血和提高机体免疫力

马齿苋藕汁

- **材料**

新鲜马齿苋、鲜藕各 50 克

- **用法**

分别绞汁后混合均匀服用，每次 2 汤匙，每日二三次

- **功效**

对鼻衄和大、小便出血有直接效果

四、华佗麻醉用**颠茄**

以洋金花作为麻醉剂止痛的故事很多，流传最广、影响最大的莫过于三国时蜀将关羽"刮骨疗毒"的故事。

故事见于魏晋时期学者陈寿的《三国志·关羽传》，说关羽被暗箭射伤，贯穿左臂，毒入骨髓。军医要为他行手术——打开肌肉刮去骨头上的毒物。他就一边喝酒、下棋，一边若无其事地让军医做手术，鲜血淋漓中还谈笑风生。

这则记录本来是展示关羽的英勇精神的，而经过罗贯中在小说《三国演义》中绘声绘色的描写，使后人多以为给关将军动手术的就是神医华佗。后来的很多话本里，更是大肆渲染华佗给关将军动手术时使用了自己发明的麻醉药——麻沸散。

华佗为关羽刮骨虽是演义，但华佗为我国医学的发展做出了杰出贡献却是事实。《后汉书·华佗传》所载他发明的麻沸散，处方已失传。在各种流传的版本里，多认为麻沸散的主要成分是中药洋金花。

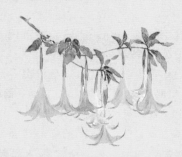

洋金花

是茄科植物白曼陀罗或毛曼陀罗的干燥花。

名称 颠茄、大颠茄、野萹麻、老鼠愁、金盘托荔枝等名称颇具美感，本草著作中又赋予它曼陀罗花、大闹羊花、马兰花、风茄花、风麻花、酒醉花、虎茄花、大麻子花等称谓，多是根据其植物生长形态及功能命名的。

生长地域 南洋金花主要出产于江苏、福建、广东等地，北洋金花则主产于河北、山东、河南等省份。

洋金花，是中医传统的麻醉药。

功能 定喘、祛风、麻醉止痛，对哮喘、惊痫、风湿痹痛、脚气、疮疡疼痛等有防治作用。

毒性 因其性温味辛，有一定毒性，故临床上多采用散剂、煎酒或卷烟吸入的方法，直接入煎剂者较少，且用量须严格控制，一般为0.3～0.5克。也有外用煮水熏洗或研末调敷的，相对比较安全。

经方验方 除用于手术麻醉外，古医著《外科十三方》中有用其治疗哮喘的立止哮喘烟、《证治准绳》中有用其治疗阳厥气逆而狂的祛风一醉散、《扁鹊心书》中有用其治疗不耐疼痛的睡圣散等。

药理研究 洋金花具有显著的镇静、促眠、阻断乙酰胆碱受体、解救农药中毒等作用，常将其作为注射剂使用，用于手术麻醉，以及慢性气管炎、精神分裂症的治疗等。

洋金花的根（曼陀罗根）、叶（曼陀罗叶）、果实（曼陀罗果）亦作药用，分别具有治恶疮和疯犬咬伤、治痹痛和脚气、治脱肛和跌打损伤的效果。

解毒方法 民间有以曼陀罗叶与其他野菜一起煮食的习惯，因此常有人中毒；更有误食其种子和果实中毒的，中毒量种子为2～30粒、果实1/4～1/2枚。民间有用绿豆、生甘草煎汤内服和用冷敷、冷浴法解救中毒的，对症状较轻者有效；症状严重的，应立即送医救治。

入药部位

果

花

叶

茎

皮

根

种子

其他

健康小方

洋金花因开花时妖艳美丽而受到不少农民的喜爱，常在野外采集几束带回家中观赏，或干脆在庭院内种植几株观赏。他们就地取材，在实践中逐渐赋予了其"日用而不自知"道理，来保健和防治疾病，实际上都是其药理作用的应用。

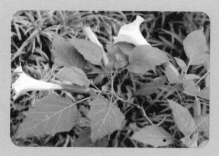

洋金花

治牙痛
- **材料**

干洋金花…………… 5 克
- **用法**

把干洋金花装入小口陶瓷或玻璃器皿中，加水烧开
- **功效**

对准牙痛难忍的部位缓慢吸气 3 分钟，多有立竿见影之效
- **注意**

止痛只是一时的行为，并不能解除牙病形成的根本病因，应在控制疼痛后及时就医

治痹痛
- **材料**

干洋金花…………10 克
清香型白酒… 500 毫升
- **用法**

把洋金花泡入白酒内，半个月后即成，放于避光处密闭保存
- **功效**

局部擦涂，可缓解四肢关节重痛、屈伸不利、腰痛难以转侧、弯曲受限和影响活动等症状

五、曹丕用**菊花**贺寿

关于菊花延年益寿的故事很多。

三国时，魏文帝曹丕于重阳节送给大臣钟繇菊花一束，并写信贺道：至于芳菊纷然独荣，非夫含乾坤之纯和，体芬芳之淑气，孰能如此……辅体延年，莫斯之贵，谨奉一束，以助彭祖之术。

非常明确，曹丕说的就是菊花具有的健身益寿作用，可见当时已被广泛认识并实际应用了。

古人的其他著述中，还有蜀中长寿源、南阳菊潭水等饮菊水、食菊药延年益寿的实例。清代文人郑板桥的诗写得更直白："南阳菊水多蓍旧，此是延年一种花。八十老人勤采啜，定教霜鬓变成鸦。"他用简短明快的诗句，形象地描写了菊花与返老还童现象的关系。

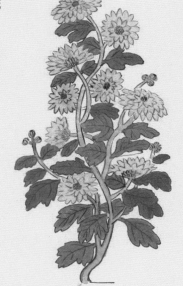

菊花

是我国的『十大名花』之一。

象征 菊花象征着勇敢、坚毅、纯洁、正直、团结、吉祥、幸福。

寓意 自古至今以菊花为文、为诗、为画者众多，尤其赋予其延年益寿的寓意。

古今功用

把菊花作为药物使用，历史悠久。

功能 疏风、清热、明目、解毒，用于对头痛、眩晕、目痛、目赤、心烦、郁热、肢痛、疮疡、肿毒诸疾的治疗。

经典记载 《神农本草经》中已有菊花"久服利血气，轻身，耐老，延年"的记载。《本草经疏》说它专制风木，故为祛风之要药。《本草正义》认为凡花皆主宣扬疏泄，独菊花则摄纳下降，能平肝火、息内风，抑木气之横逆。

经方验方 以菊花为主药的经验方不少，常用的如桑菊饮、菊花酒、菊花散、夜光丸、杞菊地黄丸、菊睛丸、菊花甘草汤等。

药理研究 菊花有抗菌、抗病毒、抗螺旋体、消炎和增强毛细血管抵抗力的作用，有人把它用于冠心病、高血压的防治。

我国菊花品种众多，据称有三千多个，中医从中选出白菊、滁菊、贡菊、杭菊为上品。

白菊 以安徽的亳菊为代表，河南的怀菊、河北的祁菊、四川的川菊也都在良品之列。

滁菊 为安徽滁县独有，亦为白色。

贡菊 有徽菊和德菊之别，分别产于安徽的歙县和浙江的德清县，历史上是上奉朝廷的贡品。

杭菊 是浙江的特产，入药有杭黄菊和杭白菊之分，药理作用大体一致。

入药部位

果

花

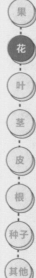
叶

茎

皮

根

种子

其他

菊花在生活中被广泛地应用于养生保健，大家熟知的菊花茶、菊花酒、菊花露、菊花晶等，不一而论。应用菊花的食品更多，菊花糕、菊花粥、菊花面条、菊花肉片、菊花鱼片、菊花火锅、菊花汤圆等，不胜枚举。

宋代王禹偁"俸面新且细""芳草敌兰荪"的诗句，就是专门赞颂菊花菜肴的。

这里仅介绍一首菊花酒古方，供读者朋友参考。

• 古方出处

《西京杂记》（汉代刘歆著，东晋葛洪辑抄）

• 酿制方法

取九月菊花晒干，与米、麦等谷物杂合酿酒，二者之比为 5 两菊花加 1 斗粮食。酒酿成后密闭保存，至来年九月饮用最佳

• 健康功效

具有清肝明目、爽神去烦、强身祛邪的作用，李时珍在《本草纲目》说它能治头风、明耳目、去痿痹、消百病

• 后世传承

明清以后，后人在该酒中加入了当归、地黄、枸杞子诸药，备受人们欢迎，并走出国门，进入国际市场

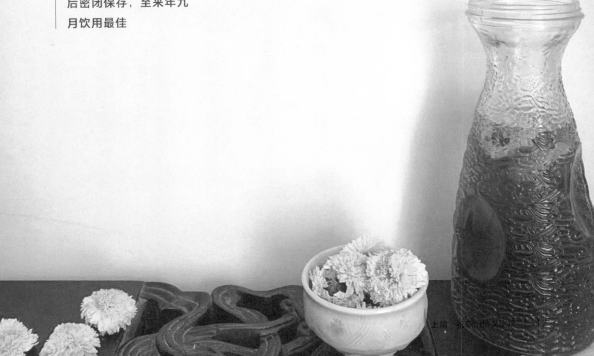

六、武则天怒贬 **牡丹**

传说唐代，女皇武则天在花木凋零的严冬季节忽然游兴大发，随手下了一道诏书，要到长安上林苑赏花。诏书写道："明朝游上苑，火速报春知。花须连夜发，莫待晓风吹。"百花闻命，不敢违抗，果然于天亮前尽皆开放，令武皇大悦。

唯独牡丹不愿因阿谀奉承而坏了时令运转，依然在酣睡中过冬。武则天一怒之下，将其贬往洛阳。之后，在洛阳人长期的呵护培植下，牡丹大展光彩，以致有了"洛阳牡丹甲天下"的美誉。

这段故事显然是前人杜撰，却给洛阳牡丹戴上了一层神秘的面纱。事实上，历史上与洛阳牡丹齐名的还有四川天彭、安徽亳州、山东曹州（今菏泽）的牡丹，是它们共同构建了牡丹在百花中称"王"的格局。

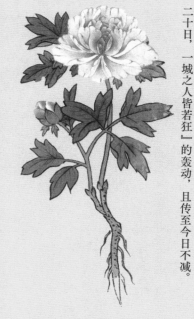

牡丹

是花草植物中重要的药物。

牡丹是富贵、美好的象征，是中国人心目中的「国花」。

象征

历史 牡丹，曾在历史上引起过「惟有牡丹真国色，花开时节动京城」「三条九陌花时节，万马千车看牡丹」「花开花落二十日，一城之人皆若狂」的轰动，且传至今日不减。

牡丹入药，从《神农本草经》中的文字记载和近代甘肃出土的竹简上运用牡丹的医学处方推断，有近两千年历史。

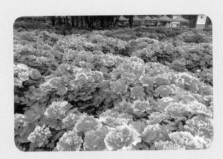

洛阳中国国花园内 4 月盛放的牡丹

艳丽堪比女性之美的牡丹花，也是中医妇科调经活血的要药，对妇女月经不调、行经腹痛有比较理想的效果，单味熬汤或加入复方均可。《本草纲目》认为惟取红、白单瓣者入药，其千叶异品，皆人巧所致，气味不纯，故不用。

牡丹皮是牡丹的根皮，以凉血著名，是临床运用中的重要药物。

功能　凉血、活血、消瘀的同时，还有清热的功能，主要用于对热入血分、发斑、惊痫、吐血、衄血、便血、骨蒸劳热、经闭、癥瘕、痈疡、损伤的治疗。

各种丹皮　牡丹皮的内表面呈淡棕色或灰黄色，有特殊香气，味微苦而涩，稍有麻舌感。由于其纹理的差异，古人给予不同的称谓：其中有纵向纹理和发亮结晶状物的，称为"原丹皮"；表面粗糙、呈粉红色的，称为"粉丹皮"或"刮丹皮"，以色红者为上品。

炮制特点　牡丹皮入药时，分为生用、炒用和烧炭用三种途径，要根据临床需要进行选取和炮制，不能一概而论。

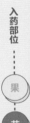

入药部位

果

花

叶

茎

皮

根

种子

其他

经方验方　古代经方验方中对牡丹皮的运用非常广泛，如《金匮要略》中治肠痈肿痞的大黄牡丹皮汤、《千金方》中治多种出血证的犀角地黄汤、《圣济总录》中治热毒发疮的牡丹汤、《本草汇言》中治阴茎肿痛的将军散等都是有名的方剂。近代有用牡丹皮治疗高血压和过敏性鼻炎的。

健康小方

民间流行用牡丹花养生疗病的土方、单方、验方很多，其中"四茶一饼"有较大的影响。

四茶

蜜花茶，是以牡丹花配伍蜂蜜而成，有清热润肠之效，可用于大肠干燥的便秘

女儿茶，是牡丹花配以红糖而成，有活血调经作用，可用于经事不畅的腹痛

两花茶，是牡丹花配以金银花而成，有凉血止血的效果，可用于鼻干出血或咳嗽带血

姊妹茶，是牡丹花配以芍药而成，有疏肝理气之用，可用于胁下胀痛和腹中隐痛等

一饼

牡丹鲜花饼，是用洗干净的牡丹花瓣与面粉搅和之后，蒸成的薄饼。现已改良成具有洛阳地方特色的糕点，成为外地游客争相购买的纪念礼品，不仅新鲜味美，而且有清热助食、愉悦身心的作用

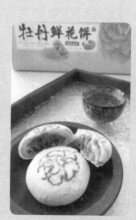

现代的洛阳特产牡丹鲜花饼

七、李白梦连辛夷花

将辛夷花与李白联系在一起，来源于历史上"妙笔生花"的传说和明代诗人张新的一段美妙构思。

"妙笔生花"来自李白的故事，据说他在少年时梦见过笔头生花。一张张白纸飞到他的面前，他大笔一挥，笔下墨迹都变成一朵朵鲜花。自此他文思大开，成为一代"诗仙"。说来这一典故在更早的南朝时期已有流传，说的是朝廷幕僚江淹被贬浦城之后，一夜宿城西孤山，睡梦中有神人授他一支五彩神笔，自此文思如涌，成为一代文章的魁首。

这两个传说本与辛夷无关，明代文人张新联想丰富，在他的一首吟咏辛夷的《木笔花》诗中，引用了这些典故，说"梦中曾见笔生花，锦字还将气象夸。谁信花中原有笔，毫端方欲吐春霞"。于是，这个"笔生花"的故事与"花如笔"的辛夷就被他巧妙地钩挂起来了。

辛夷花

花瓣合生，形似木笔，是天地造化的奇葩，与它依靠虫媒传粉的特性有关。

这种构造，不仅有利于花的自身保护，减少花瓣中空气的蒸发；而且限定了采蜜昆虫的选择，避免那些体大的昆虫钻进花中。这正是大自然中生物关系互相协调，构成生物界动态平衡和保证物种不断进化的奥妙。

古今功用

辛夷花有特殊香气和辛温性味，其花蕾被中医成功运用于对相关疾病的防治。

功能　祛风、通窍，以缓解头痛、鼻渊、鼻塞不通、齿痛等症状。

经典记载　《神农本草经》认为它主五脏、身体寒热风、头脑痛。《别录》认为它温中解肌，利九窍，通鼻塞，涕出……生须发，去白虫。《日华子本草》认为它通关脉，明目，治头痛、憎寒、体噤、瘙痒。

经方验方　古医籍中还收有许多运用辛夷治疗上述疾病的验方，如《济生方》中有以它与苍耳子、白芷、薄荷一起治疗鼻渊的苍耳散；《证治准绳》中有以它与川芎、细辛、木通一起治疗鼻塞不通、影响呼吸的芎䓖散等。

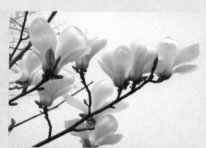

药理研究　辛夷的主要成分是挥发油、柠檬醛、丁香油酚、桉叶素和生物碱，这是它具有香气和治病作用的重要基础。

辛夷的干燥花瓣和木本树皮也作药用，前者有"治鱼哽骨哽"的作用，后者在酒皶面疱、阴下湿痒、癞病、重舌、痈疽、水肿等的防治中有用。

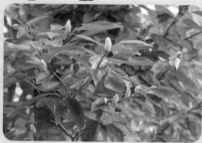

玉兰花（上）和望春花（下）的花蕾都用作中药辛夷

入药部位

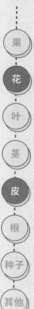

果　花　叶　茎　皮　根　种子　其他

辛夷花馨香透发，把含苞未放的花蕾佩戴在衣服上、装在荷包内、挂在住房中，即可产生兴奋大脑、畅通呼吸的作用。说其食用，也有例证。

油炸辛夷花

• 材料

鲜辛夷花、小麦面粉适量

• 用法

将新鲜的花朵清洗干净，放入由面粉搅拌成的稀面糊中（内放适量的食盐、五香粉之类的调味品）沾匀，放入植物油中轻炸，出锅后即可食用

• 功效

润肺祛痰、激发正气

辛夷紫苏茶

• 材料

干辛夷花⋯⋯⋯⋯ 3 克
紫苏叶⋯⋯⋯⋯⋯ 5 克

• 用法

泡茶

• 功效

祛风寒、通鼻窍，对各类鼻炎、鼻窦炎引起的鼻塞不通、呼吸不畅有直接缓解作用

八、杜牧官拜**紫薇**郎

杜牧，是我国唐代著名的诗人和散文学家，也是紫薇花的爱好者。

他曾写过《紫薇花》的诗："晓迎秋露一枝新，不占园中最上春。桃李无言又何在，向风偏笑艳阳人。"赞颂了紫薇不在春季赶潮、不与桃李争妍，能低调在秋季开放，成为一枝独秀的"晚花""寒女"的精神。

明代学者王象晋在《群芳谱》中说："唐时（中书）省中多植此花，取其耐久，且烂漫可爱也。"中书省，是国家的最高政务中枢，办公地点就设在皇宫内。因此处习惯种植紫薇，唐开元元年，中书省还曾改名"紫薇省"，中书令就被称为"紫薇令"了。

杜牧官至中书舍人，故人称"杜紫薇"。诗人白居易也当过此官，还自豪地写下了"丝纶阁下文章静，钟鼓楼中刻漏长。独坐黄昏谁是伴，紫薇花对紫薇郎"的诗句。

> 紫薇
>
> 是古老的树种之一，历史可追溯到中生代。
>
> 称谓 紫薇花有「红、淡红、紫、白（四种）」，紫却是正色，故以「紫薇」名之。它的花期很长，从每年的六月开至十月，约有百日之久，故又有「百日红」之称。
>
> 长寿 紫薇不仅花期长，还是花木中的寿星，生存三五百年照样开花的紫薇，在各地不算稀罕。

把紫薇作为皇权代表的时间更早，东汉时期"紫微星"就已经是皇帝的代名词，只是去掉了"薇"字的草字头，紫薇花也因此被后人称为"官样花"。

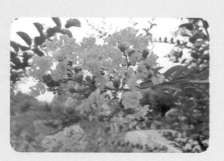

历史上的"官样花"紫薇花现在是公园、庭院的常见植物

我国北方地区在历史上种植紫薇不多，故药用记录自然要少些。紫薇以温暖、潮湿的南方气候为最适宜，故江南诸省的医家医案中多有记载。

功能 紫薇花性寒、味苦而淡，有活血、止血、解毒、消肿的功效，有治疗产后出血、咯血、便血以及白带过多、湿疹、体癣、骨折、肝炎、肝硬化腹水等的作用。

经典记载 《滇南本草》中有用紫薇花治疗产后血崩不止、血隔、癥瘕、崩中、带下淋漓、疥癞癣疮的记载。《岭南采药录》还认为，其可治小儿烂头胎毒。

紫薇叶有清热解毒、去肿化瘀的作用，可用于对乳腺炎、肠胃炎、痢疾、湿疹、创伤出血等的治疗，煎汤内服或捣敷、研末撒布均可。紫薇根、皮有治疗痈肿疮毒、牙痛、痢疾的作用，现代临床有用紫薇根水煎服治白痢、紫薇根及叶各 15 克煎服治赤白痢疾、急性传染性肝炎的报道。

入药部位

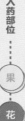
果
花
叶
茎
皮
根
种子
其他

健康小方

现代，紫薇以绿化环境和观赏为主，除作为偏方用于治疗一些常见的外部疾患之外，生活中用于直接养生健体的方法不是太多。这里介绍的"小方"，体现的是养与治的结合，实际上是两方面用法的混合。

止血
如常见的口鼻出血、痔疮下血等，可用紫薇花30克，水煎服

治荨麻疹
紫薇花30克，煎水煮醪糟服用

治湿疹
紫薇叶30克，水煎后洗患处或捣烂敷患处

治偏头痛
紫薇根30克、瘦猪肉100克，一起炖煮，待肉熟后食肉饮汤

治小儿伤食
紫薇根12克、鹅不食草6克、鸡内金9克，水煎服，每日一剂

治牙痛
紫薇根30克，煎煮15分钟后加入鸡蛋2枚同煮，煮熟后将鸡蛋食下

应用禁忌　紫薇全药（特别是花）具有较强的活血作用，孕妇及有出血倾向的人应谨遵医嘱，慎用或忌用。

九、郑谷为**海棠**醉吟

郑谷，是唐朝末期的著名诗人，诗作多以写景咏物为主，风格清新通俗，很多代表作被收入《全唐诗》中。

郑谷酷爱海棠，常选择春雨洗过、海棠欲开未开之时，携带着酒具专门来到海棠树下，两眼盯着海棠，从早看到晚，边饮酒边吟诗，恨不能把自己化作蝴蝶，睡到海棠花的花枝深处去。于是，写成了著名的《咏海棠》诗作，说海棠是"春风用意匀颜色""占春颜色最风流"，致使美丽的莫愁女因陶醉于海棠的美而无心打扮、著名的画家梁广因海棠的美而忘记了着墨。

历史上，与郑谷喜好相同、对海棠酷爱的诗人很多。宋代著名诗人苏东坡，把海棠比喻为千娇百媚的杨贵妃，看它入了迷，"只恐夜深花睡去，故烧高烛照红妆"。南宋豪放派词人刘克庄，说海棠比杨贵妃还美，无法言尽它的魅力："试问玉环堪比否？玉环犹自觉离披。"

海棠

我国是海棠的原产国，南宋时期已有学者陈思写成了介绍海棠的专著《海棠谱》，收有海棠杂录26则、诗词八十余首。

花神 唐代贾耽的《花谱》、明代王象晋的《群芳谱》等花木专著中，也都把海棠作为介绍的重头戏。《花谱》把它说成是"花中神仙"。

古今功用

《广群芳谱》赞其：枝翛然出尘，俯视众芳，有超群绝类之势；而其花甚丰，其叶甚茂，其枝甚柔，望之绰约如处女，非若他花怡容不正者可比也。盖花之美者，惟海棠，视之如浅绛，外英数点，如深胭脂，此诗家所以难为状也。

作为治病的药物，海棠的花、根、茎、叶、果都能派上用场。

海棠花　主要成分为草酸，味酸，性寒，无毒，有清热解毒、凉血止血之效，可用于口舌溃烂、咽喉肿痛的治疗，多作茶泡服；也有直接外用，以鲜花"擦癣杀虫"的。

海棠根　活血化瘀、止血清热，可用于跌打损伤、吐血、咯血、痢疾、月经不调、崩漏、带下、淋浊、喉痛的治疗。贵州、陕西、江西诸省用之较多，或加入鸡肚内煲汤，或煎汤内服，或捣汁含漱，或研末撒布，视病情而定。

海棠茎叶　多以鲜品外用，可与少量的甜酒混合捣碎，以应用于咽痛、痈疡、跌打损伤之疾，有清热、消肿的作用，或漱或敷均可。

海棠果　含有糖类、多种维生素及有机酸，可帮助补充人体的细胞内液，具有生津止渴、健脾开胃的效果，常用于津液不足、口干舌燥、腹满撑胀、消化不良的治疗。同时有缓中、收涩的功能，对大便溏薄、泄泻痢疾有效。

现代研究认为，海棠中含有大量的人体必需营养物质，可为人体供给养分，从而提高机体免疫力。

入药部位

果
花
叶
茎
皮
根
种子
其他

海棠有草本、木本之别。

草本海棠是其原种，属秋海棠科，秋天开花。

木本海棠是在梨树上嫁接而成的，属蔷薇科，春天开花。木本海棠的果实，是受欢迎的一种水果，也多作为食疗的食材使用。

海棠醋

• **材料**

海棠果、米醋各适量

• **用法**

将适量的海棠果剪去果蒂后清洗干净，加水煮3分钟，然后加入9度的米醋再煮5分钟。晾凉后装入玻璃或搪瓷器皿，即可分次食用

• **食法**

喜欢冷饮的，可放入冰箱冷藏，6小时后加入适量蜂蜜或冰糖饮用，味道更美

• **功效**

清爽解渴、增进食欲

海棠山楂膠

• **材料**

海棠果………… 200 克

山楂…………… 100 克

冰糖………………30 克

• **做法**

海棠果和山楂加水适量一起煮开，约半小时后两果达到烘烂程度（也可搅碎）后，加入冰糖再煮3分钟，放凉待用

• **用法**

一可加入适量凉开水搅匀，直接饮用；二可加入水适量煮开后，打入鸡蛋花或荷包蛋后食用

• **功效**

健脾开胃、消食化积，尤适用于小儿、老人

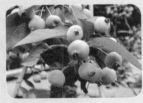

海棠果

十、欧阳修叹服**车前**

车前的入药部分是其种子和全草，我们的故事就从它的种子开始。

欧阳修是北宋时期著名的政治家、文学家，据同朝唐慎微《证类本草》中记载，有一年欧阳修曾患腹泻暴下之证，久治而不得愈。夫人说：世人有一药，三文一帖，甚效。欧阳修却认为他们这些人的脏腑与世人不同，不可服。无奈之下，夫人只得偷偷地将这味药买来，放入国医开的方子中煎煮后让他喝下，结果一服而愈。欧阳修问其故，夫人只得以实相告，他大吃一惊，急忙将卖药者找来，厚赠于他，并问其方。卖药人犹豫了好长时间才说出来："但用车前子一味为末，米饮下二钱匕。"又说：此药利水道而不动气，水道利则清浊分，谷脏自止矣。

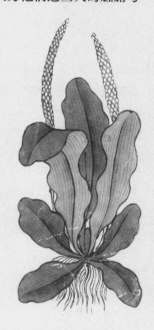

车前

历史 几乎遍布全国。成书于西周至春秋时期、距今已有两千多年的《诗经》中就有关于它的篇章。最初它不叫车前，而是叫「苤苢」。

别名 在文史、中医著作中，它的名字很多，如当道、马舄、牛舄、牛遗、牛舌草、陵舄、胜舄菜、虾蟆衣、蛤蟆草、钱贯草等；如果再加上各地的习惯叫法，总数不少于三十个。

前述故事中关于车前子止泻之治，古今医家中有不少用有心得者，如《普济方》云："独用炒为末，专治湿胜水泻。"对暑湿引起的湿性水泻，车前子确有"一药独秀"之誉。临床应用中，如与猪苓、茯苓、薏苡仁、炒扁豆等同用，治疗效果则更佳。

车前子，是车前的种子。

功能　利水、清热、明目、祛痰，是治疗小便不通、尿浊、血尿、带下、泻痢、咳嗽多痰、湿痹、目赤肿痛的要药。

经典记载　《本草汇言》称赞它行肝疏肾，畅郁和阳：同补肾药用，令阴强有子；同和肝药用，治目赤目昏；同清热药用，止痢疾火郁；同舒筋药用，能利湿行气，健运足膝。《和剂局方》中的八正散、《杨氏家藏方》中的车前子散等，都是常用不衰的利水通淋名方。

现代临床　有用车前子炒焦研碎口服，治疗小儿单纯性消化不良的报道，也有用车前子水煎代茶，治疗高血压的。

车前草，全草可入药。

功能　止血、止痢、利水、明目、祛痰。

经典记载　在中医历史上，车前草有不少成功的医案载于典籍。有单味使用收功的，如《肘后方》《摄生众妙方》中用它治小便不畅，《太平圣惠方》中用它治热痢，《本草图经》中用它治衄血，《千金方》中用它治金疮出血等。

现代临床　用它治疗慢性气管炎、细菌性痢疾、百日咳、疮疡溃烂等。

入药部位

果

花

叶

茎

皮

根

种子

其他

健康小方

将车前草和车前子用于防治疾病的土单验方在各地都有很多流传，不少经医家证实是符合科学道理的，被收入正规出版的著作中，列举二则。

二草降压茶

- **材料**

车前草……………15 克

鱼腥草……………15 克

- **用法**

两草以水煎后代茶饮用，每日一剂

- **功效**

对轻度高血压有辅助稳定血压作用

三子明目汤

- **材料**

车前子……………12 克

菟丝子……………12 克

山栀子…………… 6 克

- **用法**

三物共同煎汤，每日口服一剂、洗眼两次

- **功效**

对眼目干涩疼痛、视物昏花模糊，或内生翳障者有较好的改善效果

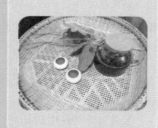

十一、韩琦种**芍药**拜相

芍药比肩牡丹，被世人称为姊妹花也好，花相也罢，反映的都是芍药在花中数一数二的地位。

据传，北宋政治家韩琦偏爱芍药，年轻时在扬州任职，在官署的后花园里种满了各种芍药，并赋诗曰："广陵花发信惟夭，已剪还开客重邀。满引莫辞金凿落，盛观何止玉逍遥。娇红闹密轻多叶，醉粉敧斜奈软条。且纵高吟赏真艳，侍姝羞匿不须招。"

在他的芍药园中，有一株花长得十分出奇：一枝4岔，每岔各开1朵红花，红色花瓣之间夹着一圈黄色花蕊，人称"金带围"。民间有一种说法，能种出这种花，是家里要出宰相的吉兆。

韩琦口中不说，心里也暗暗高兴。于是，就邀请了三位与自己志同道合、在仕途上有发展前途的朋友一起过来观赏，还都在头上簪"金带围"花1枝，希望民间的说法能够应验。

不知是天意可人还是事出凑巧，之后的三十年中，这四个人果然都先后当上了宰相，韩琦还是位官运亨通的"三朝元老"。

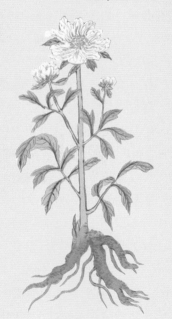

芍药

原产我国黄河流域。

历史芍药的栽培史已在三千年以上。《诗经》中有『维士与女，伊其相谑，赠之以芍药』的话可证。

花相芍药之美，有人把它与牡丹合称为『姊妹花』，有人把它与牡丹分称为『花王』和『花相』。

古今功用

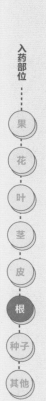

芍药（根）是中医治病的常用药物，入药有白芍药与赤芍药之分。

白芍药以浙江杭州出产的质量最佳，入药称"杭芍药"；安徽亳州产量最大，入药称"亳芍药"；四川产量亦较大，入药称"川芍药"，也叫"中芍药"。赤芍药，全国都有出产，以内蒙古多伦所产的质量最佳，入药称"多伦赤芍"。

功能 赤、白芍药在功用上基本相同，也略有差异。按照《本草纲目》的说法，白芍药益脾，能于土中泻木；赤芍药散邪，能行血中之滞。《本草经疏》则认为赤者利小便、散血，白者止痛下气；赤行血，白补血；白补而赤泻，白收而赤散。

通常认为，白芍药养血柔肝、缓中止痛、敛阴收汗，以用于胸腹胁肋疼痛、泻痢腹痛、自汗盗汗、阴虚发热、月经不调、崩漏带下的治疗；赤芍药行瘀、止痛、凉血、消肿，以用于瘀滞经闭、癥瘕积聚、腹痛胁痛、衄血、血痢、肠风下血、目赤、痈肿的治疗。

药理研究 芍药的主要成分是芍药甙，有解痉、降压、镇静、抗炎、抑菌、解热等作用，与中医学的认识一致。

经方验方 芍药的上方率很高，仅《内科学》教材中收入的芍药处方就有六十多首，如治疗产后血瘀的芍药汤、气血不和的赤芍药散、补益气血的十全大补汤、补中益气的小建中汤、止咳化饮的小青龙汤、柔肝理气的丹栀逍遥散、攻逐腹部瘀血的少府逐瘀汤等。

炮制差别 为了更好地体现芍药对不同疾病的防治作用，芍药入药要采取多种方法的炮制：白芍药有生白芍、酒白芍、炒白芍、焦白芍和土炒白芍之分，赤芍药有生用、炒用之别。

入药部位

果
花
叶
茎
皮
根
种子
其他

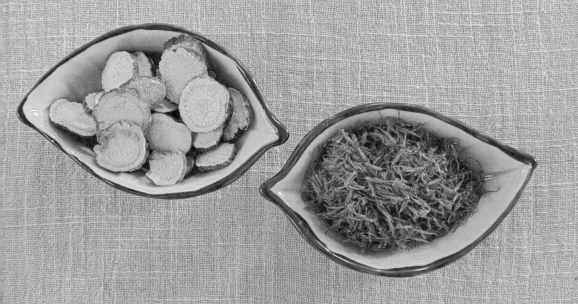

芍药在老百姓中的应用，与它的普遍种植和被认知的广泛程度有关，围绕它的养生单方验方比比皆是，能找上千儿八百首都不成问题。

赤芍红花茶
- 材料

赤芍·············· 12 克
红花·············· 3 克
- 用法

用开水冲泡后作茶饮
用，于每次经前 3 天开
始服用，直至经后 3 天
停用，连用数月

- 功效

对女性经前腹痛、月经
后期、经血中带有血块
者有效

白芍柴胡粥
- 材料

白芍·············· 15 克
柴胡·············· 5 克
大米·············· 50 克

- 用法

二物煮水后捞出，与大
米一起煮粥，每日早餐
或晚餐服用一次
- 功效

对肝气不舒、胁肋隐
痛、晨起干呕、食欲不
振、神疲乏力者有调节
作用。此法坚持数月，
一般都会有明显效果

十二、茉莉原是鬓边花

苏轼是我国宋代著名的文学家，他一生命运多舛，仕途不顺，有过几次被贬的经历。北宋绍圣四年，62岁的他又被贬到海南岛。他触景生情，写下了不少诗篇，其中一首是专说茉莉花的，可惜全诗未存，只留下了"暗麝著人簪茉莉，红潮登颊醉槟榔"两句。正是这两句诗，却记下了黎族人"簪茉莉"和"醉槟榔"的习俗，弥足珍贵。

"簪茉莉"的习俗，在我国来源已久，因为茉莉花最早就是供妇女装饰髻鬟使用的，在佛书中有"鬘华"之称。与苏东坡同时代的许裴，也写过"情味于人最浓处，梦回犹觉鬓边香"的诗句。之后写这件事的人更多，如明代皇甫汸的"素华堪饰鬟，争趁晚妆时"、清代徐灼的"酒阑娇情抱琵琶，茉莉新堆两鬓鸦"等，都是说这件事的，足见人们对茉莉花簪头的钟情。

茉莉花

系木樨科多年生常绿灌木茉莉的花。

别名　茉莉花又有小南强、柰花、木梨花、扶丽花之称。

色香　其色白如玉，香气浓郁，世人说它有梅花之清芬、兰花之幽雅、玫瑰之甜郁，为雅俗共赏之花。

历史　茉莉自汉代从西域传入我国，清代《花镜》中有「茉莉名佳花亦佳，远从佛国到中华」的说法。

自宋代起，茉莉就广为种植。它适合在温暖、湿润、肥沃的土壤条件下生长，现以江苏、浙江、广东、四川、云南、台湾等地种植最多。

关于茉莉花的药用，按照清代医家张璐《本草逢原》中"古方罕用，近世白痢药中用之，取其芳香散陈气也"的说法，应当历史不长。李时珍《本草纲目》中有关汪机用茉莉花的记载：以酒磨一寸服，则昏迷一日乃醒；二寸二日，三寸三日。凡跌损骨节脱臼，接骨者用此，则不知痛也。这说明，起码在明代或稍前的时期就有用茉莉入药的了。

（功能）后世医家总结茉莉花有理气、开郁、辟秽、和中的功能，用于下痢腹痛、结膜炎、疮毒等的防治。《纲目拾遗》说它能"解胸中一切陈腐之气"。其蒸馏液入药称"茉莉花露"，常以"点茶"的方式运用，有健脾理气之效。

应用禁忌 因其味辛甘、性温，《本草正义》告诫说："辛温之品，不可恒用。"

药理研究 茉莉具有一定的降压效果。

茉莉根，含生物碱、甾醇，苦温有毒，临床可作麻醉止痛用药，对于跌打损伤、龋齿、头顶痛、失眠等的治疗有确切效果。入药途径以外用为主，捣敷以疗疾；内服则微量磨汁，用之宜慎。

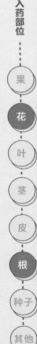

入药部位

果

花

叶

茎

皮

根

种子

其他

健康小方

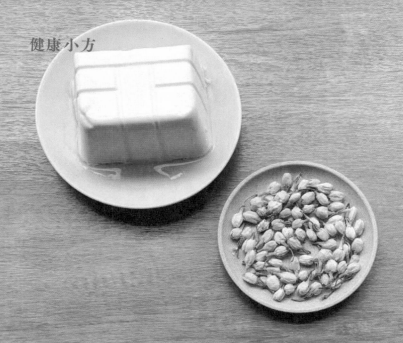

茉莉花窨制花茶，其茶汤明净、鲜爽不浊、馥郁宜人，受到我国南北方和世界上许多国家茶客们的广泛喜爱。

其养生保健，多与茶叶混合在一起用。当然，也有与食物或药物结合，用于健身疗病的实例。

美容美肤

· **材料**

白豆腐…………100 克

干茉莉花…………10 克

· **用法**

将白豆腐放入锅内煮透，然后加入干茉莉花，一起再煮 15 分钟，每日服用 1 次

· **功效**

滋润肌肤、消除油腻、芳香祛湿

治龋齿痛

· **材料**

茉莉花根…………1 克

鸡蛋黄…………1 个

· **用法**

将茉莉花根研为细末，与熟的鸡蛋黄调匀后塞进龋齿洞内，有较快的止痛效果

十三、李言闻为艾立传

李言闻，字子郁，号月池，明代医家。湖北蕲州（今蕲春县蕲州镇）人，医圣李时珍之父。出身中医世家，在蕲州地区颇具名声。后因救治荆和王朱祐橺的王妃刘氏危疾而名震朝野，得到太医院吏目的官职。他重视对中草药的实地考察，根据对家乡蕲艾的了解及对相关文献的研究，写出了《蕲艾传》一卷，在当地广为流传。可惜，这本书在流传中遗失，只能从李时珍的《本草纲目》中对其基本内容得到一些了解。

据《本草纲目》书中所述，《蕲艾传》中说：艾产于山阳，采于端午。治病灸疾，功非小补。凡用艾叶，须用陈久者，治令细软，谓之熟艾。若生艾灸火，则伤人肌脉。故孟子云："七年之病，求三年之艾。"其气味苦，微温无毒，灸百病。灸之则透诸经，而治百种病邪，起沉疴之人为康泰。

艾

是多年生草本植物，叶子有浓烈的香气。

称谓 艾草最早以河南汤阴的北艾、浙江宁波的海艾等为代表。明成化以后，湖北蕲春的艾草名声大振，谓之『蕲艾』。艾草主要生长于山丘，小苗长成丛后，状如蒿草，故又有『艾蒿』的称谓。

用途 将其干草加工成艾绒、艾炷、艾球等，可灸治多种疾病。以艾绒柔厚、通透性好、易燃耐用者为上品。

古今功用

艾叶是我国常用的中药材。

功能 艾叶有理气血、逐寒湿、温经止血、安胎固本的作用，用于对心腹冷痛、泄泻转筋、久痢、吐衄下血、月经不调、崩漏带下、胎动不安、痈疡疥癣诸证的治疗。

经典记载 历代医案中如《补缺肘后方》用之治卒心痛、《卫生简易方》用之治脾胃痛、《圣济总录》用之治气痢腹痛、《千金方》用之治下血崩漏、《太平圣惠方》用之治鼻衄不止、《本草汇言》用之治白带淋漓、《肘后备急方》用之治胎动不安、《本草纲目》用之治盗汗不止等，每每奏效。

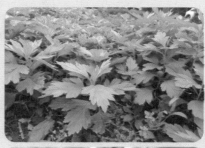

现代研究 艾叶有抗菌和兴奋神经中枢的作用，通过服用其煎剂或浸膏可引起大脑、运动、呼吸和血管收缩中枢的兴奋。现代临床有用之治疗慢性肝炎、慢性气管炎、急性菌痢、间日疟、妇女白带、寻常疣等的，也都有比较理想的效果。

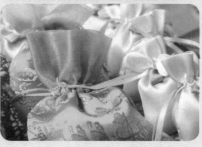

艾叶是制作端午香囊的主要材料。艾叶也是灸疗的主要用品，古人赞誉它入药"通十二经"，灸用"治百病"。灸火与艾叶结合产生的温暖、通达、行走、疏散功能，成为中医药治病中无可替代的独特疗法；以艾为龙头的健康产业，已经成为中医药在经济发展中占有重要位置的支柱力量。

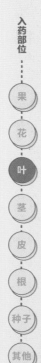

入药部位

果
花
叶
茎
皮
根
种子
其他

从文字学考证，艾与"乂"通。乂的本义是治理，《尚书·益稷》有"烝民乃粒，万邦作乂"之说，谓老百姓生活安定，国家得到治理。把民众的健康与社会安定紧密联系在一起，艾在生活中被普遍应用就有了更加积极的意义。

止咳方

• 材料

艾叶嫩尖·············· 7 个
（相当于干艾叶 10 克）
鸡蛋···············1 枚

• 用法

艾叶切碎后与鸡蛋搅拌均匀（忌盐），放在锅内，用芝麻油煎炸后食用，每日一次

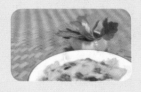

• 功效

对感受风寒后引发的咳嗽连连、喘息多痰、进食则呕、不能平卧有较好的缓解作用，对风寒感冒后咳嗽不愈者尤效

止痒方

• 材料

艾叶·············50 克

• 用法

用艾叶熬水，煮开后根据水温变化，先熏洗再浸泡，每日一次，每次30 分钟左右

• 功效

对皮肤瘙痒难忍者有效；如添加明矾 5 克熏洗，则效果更彰

温中方

• 材料

艾叶·············15 克
干姜·············12 克
当归·············10 克

• 用法

三物一起煎煮，每日一剂，分两次温服

• 功效

对腹部畏寒喜温、隐隐作痛，妇女经前腹痛、月经后期等，有较好效果

十四、张志聪妙用苏叶

清代医家张志聪曾治疗一个患水肿而癃闭的病人。

这个病人在此之前看过不少医生，大多使用八正散等利小便之类的方药进行治疗，反而越治小便越少，水肿也越来越严重。张志聪采取与众医不同之法，以苏叶、防风、杏仁各药等分为剂，水煎后温服，使病人出汗，小便即通，水肿全消。中医认为，"肺为水之上源"，用苏叶这类宣通肺气的药物治疗，使水道通调，小便自然就来了，水肿也随之消了。

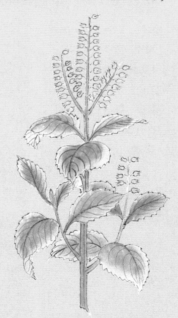

这样的方法，在现代著名医家赵绍琴的医案中也有体现。一位尿闭多日、多方治疗无效的病人求助于他。他口授一方：苏叶、杏仁、枇杷叶各10克，水煎服。病人花了两角钱，服药后小便即通了。1990年初秋，一位美国朋友打电话说，他夫人产后尿潴留，住院治疗十余日，花费逾万元美金仍不见效。赵绍琴嘱他花1角钱购一味苏叶，煎汤代茶频饮。病人服药后小便就来了。

苏叶

是一年生草本唇形科植物皱紫苏、尖紫苏等的叶片，即紫苏叶。

别名 苏叶还有紫苏、赤苏、红紫苏等别称，具有特别的芳香气味，全国各地均有野生或栽培。

食用 紫苏原本是乡间农民喜食的季节性野菜，近年来逐渐走向城市的餐桌，成为不少人夏季追求的养生保健圣品。

药用 紫苏得来容易，又有为人熟知的散寒、发表功能，故是世代百姓用于驱散风寒和中医防治相关疾病的常用药。

功能 紫苏叶有发表、散寒、理气、和营的功效，是治疗感冒风寒、恶寒发热、咳嗽气喘、胸腹胀满、胎动不安的要药，并有解鱼蟹中毒的效果。

经典记载 《本草正义》对紫苏进行了一揽子的概括，说它外开皮毛，泄肺气而通腠理；上则通鼻塞，清头目，为风寒外感灵药；中则开胸膈，醒脾胃，宣化痰饮，解郁结而利气滞，可谓遍用于全身了。古籍《不知医必要》中有治疗伤风发热的苏叶汤、《圣济总录》中有治寒冷上气的紫苏汤、《济生方》中有治胎气不和的紫苏饮等。

现代临床 有用紫苏叶与干姜合剂治疗慢性气管炎的，对咳、喘、痰三症均有一定疗效。有用紫苏叶汁液外用治疗寻常疣的，一般连续擦涂、摩擦 2～6 次都有效果。

紫苏主要以叶入药。紫苏的老茎（苏头）、茎（苏梗）、宿萼（紫苏包）、果实（紫苏子）也均作药用，《本草乘雅半偈》总结说叶则偏于宣散，茎则偏于宣通，子则兼而有之。

紫苏子 临床上，紫苏子用途较广，取其下气、消痰、润肺、宽肠之效，以用于咳逆、痰喘、气滞、便秘的治疗，知名的古方如《滇南本草》中治疗小儿咳嗽的苏子散、《韩氏医通》中治疗老年痰喘的三子养亲汤等。

紫苏梗 紫苏梗也为常用之品，通过理气、解郁、止痛、安胎，治疗气郁、食滞、痞闷、腹痛和胎动不安。

紫苏包 专用于血虚感冒的治疗。

苏头 常通过外用洗疮、祛风。

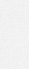

入药部位

果

花

叶
茎
皮
根
种子
其他

健康小方

生活中对紫苏叶的应用比较普及，夏季用蒜泥凉拌紫苏叶作为凉菜，已逐渐成为许多家庭预防过食生冷、寒湿侵体的食疗宝典。其他众多用法，则不一而论。

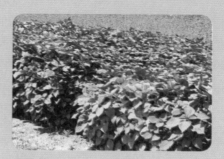

紫苏田

紫苏姜枣茶
- **材料**

紫苏叶……………… 6 克
生姜……………… 2 片
红枣……………… 3 枚
- **用法**

一起煮茶饮用，每日一剂，连服 3 天
- **功效**

温中散寒、醒脾和胃、行气消食

紫苏麻仁粥
- **材料**

紫苏子…………15 克
火麻仁…………15 克
大米…………30 克
- **用法**

将紫苏子、火麻仁捣烂滤汁后，与大米一起煮粥
- **功效**

可用于腹胀气满、大便不通的治疗。此方源于《济生方》，尤适用于老年体弱之患者

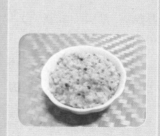

十五、袁枚巧用**菖蒲**花

菖蒲，被称为水边的"灵草"，从古至今都是文人墨客案头的雅致摆设。

清代文人袁枚不仅是一位著名诗人、散文学家，还注重养生，是一位有名的美食家。他晚年患有目疾，视力受到影响。一位当医生的朋友李松圃，送他一盆石菖蒲。他如获至宝，将其摆在以青玉石雕刻而成的书案上，每天还专门用名叫"昌明"的茶水去浇灌它，看着它的绿叶在灯光下舞动、嗅着它的清香在砚台旁飘逸，他的视力慢慢恢复，眼睛的模糊感觉逐渐消失了。

感慨中，他写了一首诗："蒙赐仙蒲草，教侬两眼清。铺宜青玉案，饮称绿昌明。细叶迎灯舞，轻香绕砚生。倘将书带比，学愧郑康成。"

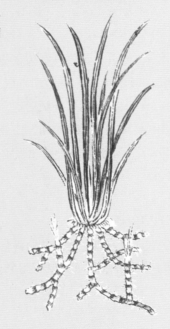

菖蒲

是多年生草本植物石菖蒲的两性花，呈淡黄绿色，每于夏季盛开。入药用其根茎。李时珍把菖蒲分为四类：

白菖　生于池泽，蒲叶肥根，高二三尺者泥菖蒲，白菖也。

溪荪　生于溪间，蒲叶瘦根，高二三尺者水菖蒲，溪荪也。

石菖蒲　生于水石之间，叶有剑脊，瘦根密节，高尺余者石菖蒲也。以砂栽之一年，至春剪洗，愈剪愈细，高四五寸，叶如韭，根如匙柄者，亦石菖蒲也。

钱蒲　甚则根长二三分，叶长寸许，谓之钱蒲是矣。

古今功用

石菖蒲确有明目的功能，《神农本草经》明确记有菖蒲"通九窍，明耳目"的话。加之袁枚持之以恒的视物锻炼，达到视力改善的效果是可能的。

石菖蒲作为药用的，是干燥根茎部分。

功能 开窍、豁痰、理气、活血、散风、祛湿，用于癫痫、痰厥、气闭耳聋、心胸烦闷、胃腹疼痛、风寒湿痹、痈疽肿毒、跌打损伤的治疗。

经方验方 传统方中以石菖蒲为主药的，有《普济方》中治疗小儿风痫的菖蒲丸、《千金方》中治疗心气不定的定志小丸、《圣济总录》中治疗风寒湿痹的菖蒲散、《补缺肘后方》中治疗耳聋的菖蒲根丸等。

药理研究 菖蒲具有镇静、镇痛、降温，促进消化液分泌、弛缓肠道平滑肌痉挛、抑制真菌、杀死腹水癌细胞等作用，与中医的认识一致。

菖蒲花也可入药。

功能 有调经行血之功，是妇科常用良药。

经方验方 《岭南采药录》收有用它煎汤内服，治疗妇女经行不畅的经验方。

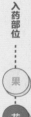
入药部位

果

花

叶

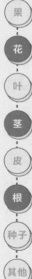茎

皮

根

种子

其他

石菖蒲功效显赫，加上历史上有"一月消食，二月痰除；服至五年，骨髓充，颜色泽，白发黑，齿落更生"这类带有神话性质的宣扬，使石菖蒲身价倍增。现代人应用时要以科学态度对待，切莫盲从。这里介绍两则比较靠谱的古方，供喜爱者选用。

菖蒲酒

• 材料

石菖蒲…………… 5 克

木通…………… 5 克

防风…………… 5 克

肉桂…………… 5 克

磁石…………50 克

白酒……… 2 500 毫升

• 用法

以细棉布包裹石菖蒲、木通、防风、肉桂和磁石，浸泡于白酒中 1 周。之后，每日早晚各饮 1 盏

• 功效

本方来源于宋代杨倓的《杨氏家藏方》，对治疗耳聋、耳鸣有效

菖蒲茶

• 材料

新鲜石菖蒲花…… 5 克（或干花 3 克）

石斛花…………… 5 克（或干花 2 克）

• 用法

泡茶，每日一剂

• 功效

本方来源于宋代诗人黄公度《方斛石菖蒲》，有润肺利咽、祛痰开窍之用

下篇 枝干根皮都是宝

根是药，皮是药，根干枝皮皆有大奥妙，妙在用得其所，开卷长知识……

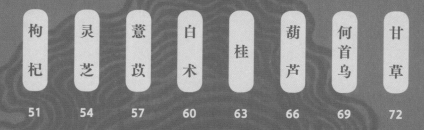

十六、朱儒子偶得**枸杞**

《续神仙传》和《农政全书·枸杞》收载了这样一个故事。

嘉安国有一叫朱儒子的少年，有一天与道士王元真在一条小溪旁行走，"见二花犬，因逐之，入于枸杞丛下。掘之，根形如二犬，食之，忽觉身轻"，一下子就飞腾升空到山顶上去了。

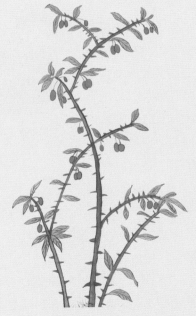

枸杞

因棘如枸之刺、茎如杞之条而得名。

别名　枸杞有天精、地仙、却老、红青椒、狗奶子、红耳坠等称谓。

药用　古人认为它『一物有三用，其皮寒，根大寒，子微寒』。《本草纲目》记载：春采枸杞叶，名天精草；夏采花，名长生草；秋采子，名枸杞子；冬采根，名地骨皮。

这些传说经过世代在民间的传播和演绎，致使枸杞子和地骨皮名声显赫，功能、作用和影响力不断扩大，逐渐成为老百姓推崇、医家习用的神药与圣品了。

特别是在养生热高潮迭起的现代，枸杞承担了"大众情人"的角色：男女老幼，皆爱枸杞；有病无病，俱用枸杞。各种传媒和民间流传的涉及枸杞的单方、验方不计其数，鱼目混珠，难辨真假。有用无用，天知地知，这不能不说是个严重的问题。

从对待枸杞的一些盲目做法中举一反三，养生的事应当进行冷思考了。

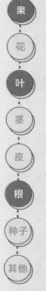

入药部位 ……

果
花
叶
茎
皮
根
种子
其他

枸杞子，是枸杞的果实。

功能 滋肾、润肺、补肝、明目，以用于肝肾阴亏、腰膝酸软、头晕目眩、目昏多泪、虚劳咳嗽、消渴、遗精等的治疗。《本草经疏》说它专于补肾、润肺、生津、益气，为肝肾真阴不足、劳乏内热补益之要药。

经方验方 枸杞子入方，如《古今录验方》中治疗虚损劳伤的枸杞丸、《延年方》中补虚健体的枸杞子酒、《摄生秘剖》中滋阴壮阳的杞圆膏、《重庆堂随笔》中交通心肾的坎离丹、《太平圣惠方》中治疗口渴尿多的枸杞子散、《医级》中治疗视物昏花的杞菊地黄丸、《瑞竹堂经验方》中治疗云翳遮睛的四神丸等。

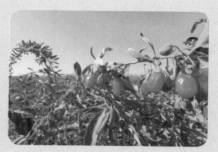

宁夏中宁田间的新鲜枸杞子

地骨皮，是枸杞的根。

功能 清热、凉血。

经方验方 仅以"地骨皮散"为名的就有治热劳的（《圣济总录》）、治痔漏的（《经验方》）多家；"地骨皮汤"也有治时行目痛的（《圣济总录》）、治膀胱湿热的（《兰室秘藏》）众方，其他如地骨酒、地仙散、泻白散、枸杞汤、枸杞散、应效散等，也都是以它为主药的。

现代研究 地骨皮有可靠、持久的降血压、降血糖和解热镇痛作用。

枸杞叶，与枸杞子的成分相近。

功能　枸杞叶为补虚、退消渴、清热和治疗眼疾的要药。

经方验方　《太平圣惠方》中有用其治疗五劳七伤、房事衰弱的枸杞粥方，《圣济总录》中有治疗阳气衰微、腰脚疼痛的枸杞羊肾粥，以及治疗目痛、目暗、夜盲、痔疮、带下等多个经验方，都有比较好的效果。

健康小方

枸杞防治疾病和食疗养生的应用和普及，在中药中算得上名占榜魁了，使用方法几乎包揽了药物中的汤、散、丸、酒等多种剂型和食物中的菜、饭、汤、茶等全能领域。

枸杞菊花粥

•材料

枸杞子…………25 克

菊花……………12 克

熟地黄…………15 克

大米……………100 克

•用法

诸物共煮为粥

•功效

补肝益肾、滋阴明目，适用于腰膝无力、迎风落泪、视物昏花者

枸杞山药糕

•材料

枸杞子…………18 克

淮山药………… 150 克

白术……………20 克

米粉…………… 100 克

蜂蜜、牛奶、黑芝麻适量

•用法

诸物一起蒸熟后搅拌成糊状，放入模具，冷却成型后即可食用

•功效

健脾益胃、滋补肝肾，适用于儿童厌食、老人食欲减退及大病后不思饮食者

枸杞排骨汤

•材料

枸杞子…………30 克

山茱萸…………15 克

猪排骨………… 250 克

葱段、姜片、食盐适量

•用法

诸物共煮为汤

•功效

滋肾平肝、聪明耳目，适用于体弱无力、腰膝酸软、性功能低下者

十七、汉武帝神话灵芝

汉武帝时期，由于宫殿年久失修，腐朽的栋梁上滋生出了灵芝，大臣们惧怕皇帝怪罪，就杜撰出"这是皇上功德无量，感动上天降下的吉祥物，是国泰民安之兆"的谎言。汉武帝大喜，遂下令天下每年进贡灵芝。此后，唐、宋、元、明等朝代，进贡灵芝成了朝廷的规矩。

野生的灵芝生长在深山老林之中，极难获得，就更增加了它的神秘感。加之《白蛇传》《天仙配》等戏剧中对它能"起死回生"、使人"长生不老"的形容，使它有了"仙草""瑞草""还魂草"的美名，身价就更高了。于是乎，宫廷的柱上、碑上、房上、桌上、床上，凡能雕能绘之处，皆以灵芝为图，天安门华表上雕刻的图形也是灵芝。此外，还出现了灵芝如意、灵芝山、灵芝树、灵芝文饰、灵芝祥云等名目众多的工艺摆设和礼品。

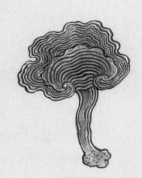

灵芝

在古代典籍中，最早提到灵芝的是《山海经》，说它是炎帝小女儿的化身。后来经过《高鲁赋》《神女赋》《襄阳耆旧传》等文学作品的加工、渲染，使它具有了更复杂、生动的情节，成了早为彩云、暮为萧雨、散则为气、聚则为物的云雨女神，就是象征爱情的神草。《渚宫旧事》说：「精魂为草，寔为灵芝。」

灵芝是无根的真菌类植物，世界上的灵芝有 200 多种，我国占 90 多种，是世界上灵芝种类最多的国家。

灵芝大多数为 1～2 年生；部分是多年生，寿命较长的一般为 70～80 年。

我国对灵芝的人工种植，开始于它被神话的西汉时期，并取得了成功的经验，成为后世对灵芝开发和大面积种植的重要借鉴。

功能 《神农本草经》把它列为药物中的上品，说它具有"治胸中结，益心气，久食轻身不老，延年神仙"的功效。之后的本草学著作，陆续有对它功能和应用的表述，如明代李时珍的《本草纲目》说它益心气、活血、入心充血、助心

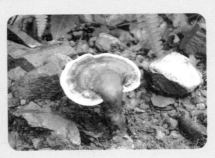
野生的灵芝

充脉、安神、益肺气、补肝气、补中、增智慧、好颜色、利关节、坚筋骨、祛痰、健胃……现代编纂的《中药大辞典》，把它的功能概括为"治虚劳、咳嗽、气喘、失眠、消化不良"。

药理研究 灵芝含有 60 多种对人体有益的成分，其中包括 18 种氨基酸、多种维生素和 15 种微量元素，对 160 多种疾病有明显调理作用，主要可用于冠心病、肝炎、中风、高血压、高脂血症等的防治；有抗辐射、抑制肿瘤的功能，可用于对癌肿的辅助治疗和化疗后的康复治疗；能增强机体的免疫能力，有一定的强身壮体、延缓衰老作用等。

现代名老中医沈自尹、陆广莘、林志彬等教授，把它的这些功能概括为"稳态调节"作用。2000 年出版的《中华人民共和国药典》正式将灵芝收入其中。

入药部位
果
花
叶
茎
皮
根
种子
其他

健康小方

由于历史上的神话性宣传和野生灵芝的数量有限，在相当长时间内存在着灵芝"热在社会圈，冷在医药界"的现象，临床上的应用相对比较局限。大面积的人工种植和现代健康养生热潮的涌起，使它在疾病预防和身体保健方面的应用得到了较快的普及。除各种品牌的灵芝孢子粉之类的养生制品遍布市场外，日常生活中也有不少寻常用法。

灵芝酒
- **材料**

灵芝⋯⋯⋯⋯⋯⋯30 克
丹参⋯⋯⋯⋯⋯⋯10 克
三七⋯⋯⋯⋯⋯⋯ 5 克
清香型白酒⋯ 500 毫升
- **用法**

诸物泡入白酒中，半月后开始饮用，每天 1次，每次 15 毫升
- **功效**

调理气血、养颜美容，尤适用于高血脂患者

灵芝茶
- **材料**

灵芝⋯⋯⋯⋯⋯⋯ 6 克
西洋参⋯⋯⋯⋯⋯10 克
- **用法**

二物以沸水冲泡，一日内反复加水当茶饮用
- **功效**

益气养阴、辅助正气，尤适用于高血压、糖尿病患者

灵芝煲
- **材料**

灵芝⋯⋯⋯⋯⋯⋯30 克
虫草菌丝⋯⋯⋯⋯ 5 克
瘦猪肉⋯⋯⋯⋯ 200 克
葱、姜等调料适量
- **用法**

诸物一起炖煮，待肉熟后吃肉喝汤
- **功效**

补气养血、养心安神，可以有效提高机体的抗病能力

十八、马援因薏苡受怨

马援与薏苡仁的故事，源出《后汉书·马援传》。

据说马援在交址一带打仗，常吃薏苡仁，身体特别好，能克制当地盛行的瘴气。南方的薏苡果实大，马援想作为种子，回军时就载了一车。人们以为这是南方的奇珍异宝，权贵们都观望着。马援当时受皇帝宠信，所以没人敢说什么。等到马援死后，就有人上书诬告，说马援以前从南方载回来的都是明珠彩犀一类的珍宝。

马援生前喜食薏苡仁，这本是平常之事，他怎么也不会想到，这平常之事在他死后却掀起一场大风波来，差点弄得家破人亡。把发现当罪过、把草药当珠宝，这真是天大的冤枉！后世不少作品中皆以此为惊、为叹、为奇、为鉴，演变出"薏苡明珠""明珠薏苡""薏苡冤""薏苡谤""薏苡谗""遭薏苡""薏苡之嫌"等多种说法，并广为引用，让寻常的薏苡仁真的成为人们心目中的明珠了！

薏苡仁

薏苡仁入药的历史很长，《神农本草经》中已把它列为养心的上品。

别名 薏苡仁有许多别名，如解蠡、起实、感米、益米、裕米、薏米、薏仁、菩提子、必提珠、六谷米、药玉米、药玉米、沟子米、催生子、蓼茶子等三十余个，内容涉及其植物形态、生长环境、功能用途等方方面面，还有多少带点神秘色彩的。

分布 它适应性强，除高寒地区外，全国各地均可种植。

古今功用

与马援的可悲下场迥异，也有名人实在受益于薏苡仁的，辛稼轩就是其中之一。据张师正《倦游录》载，辛稼轩曾忽患疝疾，形大如杯、重坠疼痛。有一道长教他一法：以薏苡仁与黄土共炒，然后水煮为膏服。果然效果不凡，只服用了几次，疝核就消了。他又把此法传给患有此病的程沙随老人，亦取得了同样好的效果。

功能 薏苡仁的主要功能是健脾、补肺、清热、利湿，对泄泻、湿痹、转筋、水肿、脚气、肺痿、肺痈、淋浊、白带等有确切治疗作用。

经方验方 古方中用薏苡仁者甚众，有名的如张仲景创制的麻黄杏仁薏苡汤，是治疗风湿病的；薏苡附子败酱散，是治疗阑尾炎的。李时珍创制的薏苡仁粥，是治疗筋脉拘挛的；薏苡仁酒，是强筋骨、健脾胃的。它如《千金方》用它治肠痈、《广济方》用它治瘰疬、《独行方》用它治水肿喘急、《范汪方》用它治肺痈咳唾、《梅师集验方》用它治肺痿、《杨氏集验方》用它治热淋等，无法尽述。

现代研究 临床上有以它为主药治疗肺水肿、胃溃疡、糖尿病、前列腺炎、扁平疣等的，均有较好的疗效。

薏苡的叶片和根亦入药使用。

薏苡叶 作茶饮用，以暖胃、益气血。

薏苡根 清热、利湿、健脾、杀虫，以治黄疸、水肿、淋病、疝气、经闭、带下、虫积腹痛等。

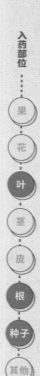

入药部位
果
花
叶
茎
皮
根
种子
其他

薏苡仁的蛋白质、脂肪、碳水化合物和氨基酸、维生素类等营养素的含量很高，对人体有可靠的补益作用，是食疗中被热捧的药食两用之物。

薏苡山药粥
- **材料**

薏苡仁…………30 克
山药…………30 克
大米…………30 克
红枣………… 5 枚
- **用法**

诸物共煮为粥，每日一餐
- **功效**

健脾利湿、和胃助食、补养病体

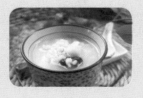

薏苡木瓜酒
- **材料**

薏苡仁…………50 克
木瓜…………30 克
杜仲…………20 克
清香型白酒… 500 毫升
- **用法**

诸物浸酒半月后开瓶饮用，每日一次，每次15 毫升
- **功效**

祛风除湿、壮骨伸筋、滋补肝肾

十九、南阳客**白术**获生

医家葛洪注重养生研究，他的著作《抱朴子》中记载了有人靠食白术而活命长生的故事。

据说在战乱与饥荒交加的东汉末年，许多民众生活在饥寒交迫的苦难之中。一位家居河南南阳地区的文姓人，离家逃难到了浙江武义的壶山之中，饥困欲死，生命垂危。有好心人教他认识了山中生长的白术，遂采而食之，成为他活命的食粮。这不仅解决了他忍饥挨饿的问题，而且连长期病恹恹的身体也逐渐强壮起来。

数十年后，他返回故里。看他脸上光滑红润、身上坚实健壮，好像年龄比离家前还年轻了不少岁，许多家乡人都认不出他来了。

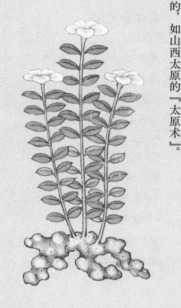

这个故事中透露出的古人对其补脾胃、添气力、壮精神的认识，确实是具有中医药理论根据的。

白术

为菊科植物白术的根茎，喜欢温暖和清爽的生长环境。

我国的主产地为华东地区，以浙江产量最高、质量最优，其中又以于潜、昌化、天目山一带生长的野生白术为上品，称「野术」，药品名称为「于术」，当地人称「猴子术」，是对其盘结丑怪、犹如野兽之状的形容。

其他，江苏扬州的吴术、安徽徽州的歙术、江西修水的天生术、湖南的湖广术等，也声名远扬。也有出自中西部地区的，如山西太原的「太原术」。

古人对白术赞誉有加，给它以"山精"的称谓，"必欲长生，长服山精"中说的，就是白术。

功能 白术的主要功能是补脾益胃、燥湿和中，以用于脾胃气虚、不思饮食、腹胀腹泻、水肿痰饮、黄疸、湿痹、小便不利、头晕、自汗等症的治疗，被历代医家奉为"安脾胃之神品""除风湿之上药""消痞积之要药""健食消谷第一要药"。

临床运用 白术可以与多种药物配伍治疗相关疾病，正如近代医家张锡纯所言，白术"与寒凉药同用，又善补肺；与升散药同用，又善调肝；与镇安药同用，又善养心；与滋阴药同用，又善补肾"。而运用最多的当属治脾胃疾病，"脾虚不健，术能补之；脾虚不纳，术能助之"。

经方验方 著名的白术古方有《兰室秘藏》中治疗脾虚胀满的枳术丸、《丹溪心法》中治疗脾虚泄泻的白术丸、《小儿卫生总微论》中治疗小儿不思饮食的温白丸、《三因方》中治疗湿邪内伏的白术酒、《妇人良方》中治疗脾虚蒸热的乞力伽散、《千金良方》中治疗久痢久泻的白术膏等。

加工炮制 古人对白术的加工非常考究，除按照采挖季节分为生术、生晒术和冬术外，还根据临床需要进行特殊炮制，常见的如经过直接炒制的炒白术、焦白术，或加入麸皮、黄土、蜜水、姜汁、米汤、乳汁、酒类等辅料进行炒制的各种特色白术，以适应不同需求下的不同配伍。

药理研究 白术具有明显持久的利尿、降血糖、抗血凝、抗菌和增强肌力的作用。

入药部位

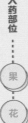

健康小方

应用白术健脾益胃的养生处方，在生活中随处可见，既有医家们的拿手佳作，也有老百姓在中医知识普及下的自我创造。

隔水蒸白术片

- **材料**

白术…………… 500 克
白糖适量

- **用法**

白术温水浸泡一日至松软，均匀摆于瓷盘中；放一层白术，撒一层白糖，如此重复放完为止；然后放入笼屉内蒸，出锅放温后即可食用

- **功效**

专治小儿肚腹胀满、不思饮食、面黄肌瘦、口水不断。一周为一疗程。只要药证相合，食之必有效果

白术酒

- **材料**

白术……………60 克
地骨皮…………30 克
蔓荆子…………20 克
菊花……………15 克
蒸糯米………… 250 克
清香型白酒…1 000 毫升

- **用法**

诸物浸入酒中，半月后开坛饮用，每日 1 次，每次 15 毫升

- **功效**

补心宁神、安神定志，尤适用于心气虚寒、情绪反复波动、手不随心、语言表达无常者

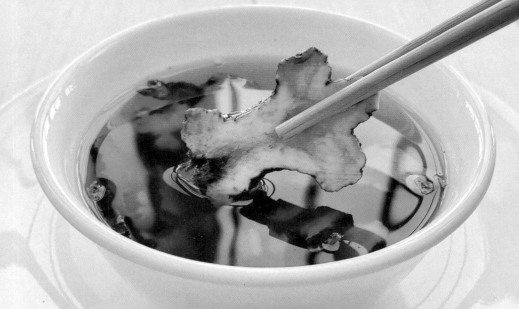

二十、郤诜自喻桂中杰

郤诜，是西晋时的一位才子。晋武帝司马炎广招天下贤士入朝应选，他在考试中独占鳌头，被拜为议郎。后历任征东参军、平舆监军长史、徙尚书郎、车骑从事中郎、尚书左丞等多种职务，最后被任命为雍州刺史。

上任前，"武帝于东堂会送，问诜曰：'卿自以为何如？'诜对曰：'臣举贤良对策，为天下第一，犹桂林之一枝、昆山之片玉。'帝笑"。

在皇帝面前把自己比喻为"桂花林中的一枝仙桂、昆仑山上的一块美玉"，这位年轻人的自信和文采，让皇帝非常高兴。郤诜不负众望，到任之后把雍州治理得百姓安乐、市井繁荣，赢得朝野上一片喝彩之声。

这则出自《晋书·郤诜传》的故事，属于正史，得到后人的普遍认同，还演绎出"郤诜折桂""桂折一枝"等典故来，成为对考试夺得第一名，或科举及第人士的赞誉之词。

桂树

系木樨科常绿灌木或小乔木，是我国原始的树种。

神话《山海经》中已有『招摇之山……多桂』的记载。论树形其貌不扬，嗅其花馨香宜人，且纯浓而持久。

典故 木因花而贵，桂树因此成为人们心目中的高贵之物。『桂殿兰宫』，极言建筑之气派；『桂宫柏寝』，形容船具之精美；『桂子兰孙』，盛赞父母之得意；『桂酒椒浆』，比喻酒浆之美味；『桂馥兰馨』，表现百花之芳香。

古今功用

温庭筠"犹喜故人先折桂，自怜羁客尚飘蓬"、贾岛"若无攀桂分，只是卧云休"、白居易"折桂一枝先许我，穿杨三叶尽惊人"、杜荀鹤"仙桂终无分，皇天似有私"等诗句，都是对折桂这一典故的运用。

把桂花作为药物，是国人的智慧。

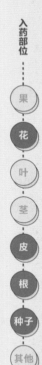

功能 《本草纲目》说它能生津、辟臭、化痰，治风虫牙痛；《本草汇言》说它能散冷气、消瘀血，止肠风血痢；《陆川本草》说它能治痰饮喘咳，等等。《中药大辞典》综合各家之见，把这些功能概括为化痰、散瘀，以治痰饮喘咳、肠风血痢、癥瘕、牙痛、口臭。

现代研究 桂花含有的桂花精油等芳香成分，是化妆、糕点、茶饮业的重要香料，还有显著的净化空气、美化环境的功能。

桂树的根、皮、种子，也都作药用，有治疗虚火牙痛、胃痛、筋骨疼痛、风湿麻木和心区痛、肝区痛、胃脘痛、呕哕不止的作用。

经方验方 有报道说，从桂树皮中提取出的聚合物，能够激活脂肪细胞对胰岛素的反应能力、加快葡萄糖的代谢，对 2 型糖尿病有预防和缓解作用。每天在病人的饮料或半流汁食物中加入 1 ~ 3 克桂皮粉，能取得理想效果。

桂花酒，既是中秋节的节庆饮品，又是祝寿酒的选择，有吉祥、祝福、喜庆、团圆等多重含义，是人们对桂花宠爱和重用的象征。生活中，这类重用桂花的事还真不少。

桂花露

- **材料**

干桂花…………… 3 克

糯米……………20 克

杏仁……………10 克

冰糖……………15 克

- **用法**

糯米和杏仁泡软后打成浆水，加水 500 毫升，煮 20 分钟后勾兑冰糖，放凉后撒入干桂花，即可饮用

- **功效**

清爽口腔、消除咽干，可治疗牙痛、口臭

桂花糕

- **材料**

干桂花…………… 3 克

糯米粉………… 500 克

蜂蜜……………25 克

- **用法**

糯米粉发酵后加入蜂蜜，上笼蒸熟，均匀撒入干桂花，切成糕点样，即可食用

- **功效**

健脾益胃、补中益气

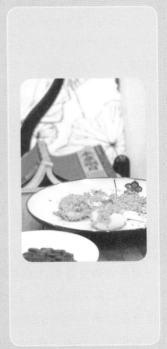

二十一、孙思邈的药葫芦

药王孙思邈，人称孙真人，他与葫芦的情缘，来源于他在长安行医的一段故事。

一次，他在大街上的一家饭馆里买一碗猪杂碎烩菜充饥，那腥腻之感让人很不舒服。他从背上取下药葫芦，倒入一些花椒、茴香、肉桂之类的药粉一搅，那碗烩菜就香气四溢了。店主人向他求教，他就以药葫芦相赠。

自此，这家小店门口挂上了这只披红挂彩的葫芦，所经营的猪杂碎烩菜里也加上了孙真人送的药物调料。这道味美价廉的小吃很快轰动了长安城，并得名"葫芦头"，一直流传至今。

葫芦与医药的关系，早在孙真人之前就有不少说道。

相传，东汉的费长房见一卖药老翁身背葫芦游走四方，不仅医人效果好，而且自己能从葫芦中出来进去。于是，他就拜老者为师，后来也成了名医。自此，"壶卢"就成了古代医药的代名词，"悬壶"就成为执业医生的自称了。

葫芦

是我国南北各地种植比较普遍的攀援草本植物。

别名 葫芦在《说文》和《论语》中被称为"匏瓜"，《诗经》中称为"匏"，《鹖冠子》中称为"壶"，《唐本草》《滇南本草》等典籍中称为"甜瓠蒌""瓠匏""腰舟""葫芦瓜"等。入药时称"壶卢"，做菜时称"葫芦"，亦食亦药 习惯上，并且得到了现代药典和植物谱的认同。

在华北一些地区的民俗中，还有迎春"悬葫芦"的习惯，表达的虽是一种驱逐邪气、祈求平安的美好愿望，却也反映出人们对医药与防病关系的朴素认识。

作为药用，葫芦的入药部分主要是成熟而未老的果实。

功能 葫芦具有利水通淋之功，对水肿、腹胀、黄疸、淋病的治疗均有效果。

经典记载 上述功能在古医籍中分别都有记载，如《饮膳正要》说它主消水肿、益气，《千金要方》说它主消渴、恶疮、鼻中肉烂痛，《日华子本草》说它除烦、治心热、利小肠、润心肺、治石淋，《滇南本草》说它利水道、通淋、除心肺烦热，等等。

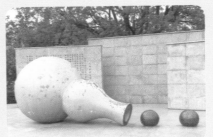

洛阳中国国花园内的药葫芦，背景介绍的是"火炼金丹"的故事，丹药是中医药的重要组成部分

现代研究 葫芦有利尿和轻微的致泻作用，现代临床报道有用它治疗肝病黄疸腹水、晚期血吸虫病腹水、肾炎和心脏病浮肿的，均有比较满意的疗效。

葫芦的老熟果皮"陈壶卢瓢"和种子"壶卢子"也供药用。

陈壶卢瓢 是治疗水肿、臌胀、痔漏下血、带下的药物，可单味煎汤或配入复方中使用；外用烧灰，还可治疗汤火灼伤。

壶卢子 有治齿龈肿痛、齿根裸露、齿摇不固的作用，与牛膝同用，煎水含漱。也有用它治疗肺炎、阑尾炎的报道，对其消炎、润肠作用持肯定态度。

入药部位

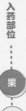

健康小方

　　葫芦味甘、淡，性平，含有葡萄糖、戊聚糖、胡萝卜素和 B 族维生素、维生素 C 等营养素，是非常理想的食用蔬菜，无论寒热体质均可食之。按照中医"辨证施吃"的原则，将葫芦用于食疗，是中华民族在长期生活实践中的创造和中医药服务于人民生活的体现。

葫芦入食，可汤可菜，还可绞汁饮用，被中国老百姓运用得淋漓尽致。其中体现在吃中的防病疗疾功能，是值得肯定和传播的。

葫芦馅水饺
- **材料**

鲜葫芦…………500 克
鸡蛋……………4 个
生姜、大葱、食盐、香油各适量，面粉适量
- **用法**

葫芦切碎，煎鸡蛋剁碎，加入调料拌匀，用面粉擀皮，包成水饺食用
- **功效**

清热利肺、滋阴除燥，适合夏秋季节食用

葫芦炒双丝
- **材料**

鲜葫芦…………300 克
瘦肉丝…………200 克
辣椒丝…………50 克
姜末、蒜末、葱段等适量
- **用法**

葫芦切丝，与瘦肉丝、辣椒丝加辅料，用清油快火爆炒
- **功效**

健脾开胃、利水除湿、消肿止咳

二十二、田儿受益**何首乌**

唐朝李翱的《何首乌传》，是专写有关何首乌故事的。

书中说，在顺州南河县（今广西省陆川县）有一个叫何田儿的人，体弱多病，58岁尚无妻无子。一日，醉卧山野，忽见有两根树藤胶结在一起，几次欲将其分开，却几次又自行纠缠起来，十分怪异。有人告诉他说，这是神仙之药，可采其根而食之。田儿挖其根回家，杵碎为末，以酒冲服。数日后，身体有力、头发变黑；继续服用一年，旧病皆愈，娶妻生数子。即将此法传给子孙，皆老来头发乌黑、长寿而终。于是，后人就把这种何姓人发现的、具有乌发功能的植物块根命名为"何首乌"。

故事是否掺有杜撰成分，不敢妄议，但反映出的何首乌的功能是具有中医药理论基础的。正如《本草求真》所云：首乌一为峻补先天真阴之药，故其功可立救孤阳亢烈之危；一系调补后天营血之需，以为常服长养精神、却病调元之饵。

何首乌

为蓼科植物多年生缠绕草本的块根。

别名　何首乌有交藤、交茎、夜合、紫乌藤、九真藤等别称。

产地　适合于气候温润、土壤肥沃疏松的沙土地或黏质壤土，主产河南、湖北、贵州、四川、江苏、广西等地，华东、华南等其他地区亦产。

古今功用

首乌有赤、白之分，赤色者即何首乌，为主要的药源；白色者为白首乌，在部分地区有入药使用的。

功能 何首乌，味苦涩，性微温，有补肝、益肾、养血、祛风的功能，可用于对肝肾阴亏、发须早白、血虚头晕、腰膝软弱、筋骨酸痛、遗精、崩带、久疟、久痢及慢性肝炎、痛肿、瘰疬、肠风、痔疮等的治疗。

经方验方 古方有用其固精气、乌须发的七宝美髯丹，治热多寒少、阴虚久疟的何首乌丸，治气血俱虚、久疟不止的何人饮，治遍身疮肿、奇痒疼痛的何首乌散，治咽喉不利、项生瘰疬的何首乌丸等，都是古代医家长期研究的成果和临床经验的结晶。

现代研究 何首乌有调整血脂、调整血糖和抗菌作用。现代临床有用其与甘草合用治疗疟疾的，有用何首乌片剂连服两个月降低胆固醇的。

何首乌叶也作药用，有治疗疮疡、疥癣、瘰疬之效，多为外用生贴、煎洗或捣烂敷贴。

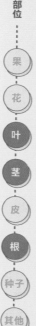

入药部位

 果

花

 叶

茎

皮

 根

种子

其他

何首乌粥

• 材料

制首乌…………15 克

百合……………15 克

粳米…………100 克

大枣……………5 枚

• 用法

诸物共熬粥

• 功效

滋补肝肾，用于血虚津亏引起的头晕目眩、肠燥便秘和肝肾亏虚引起的须发早白、遗精早泄

何首乌茶

• 材料

制首乌……………6 克

白术………………6 克

陈皮………………3 克

大枣………………2 枚

• 用法

诸物泡入沸水中，自早至晚反复添水饮用

• 功效

健脾养血，可用于脾虚不运引起的食欲不佳、干呕逆气、大便干燥

由于历史上长期的传播，民众对何首乌的补益作用和养生保健功能了解相当普遍，现代越来越时兴的美容美发追求，又从客观上助推了何首乌的进一步普及。

何首乌酒

• 材料

制首乌…………30 克

龙眼肉…………18 克

熟地黄…………15 克

清香型白酒…1 000 毫升

• 用法

首乌和地黄切片，共浸入白酒中，密封后浸泡两周，开坛滤渣即可饮用。每日 15 毫升

• 功效

补益精血，可用于肝肾阴虚、精血亏损的腰膝酸困、心悸不安、脱发秃顶、动辄汗出、阳痿遗精、性欲减退者

何首乌汁

• 材料

鲜何首乌茎叶……30 克

艾叶………………30 克

• 用法

二物一起煎汁外洗

• 功效

可用于皮肤瘙痒、疮疖不断；鲜何首乌藤之津液，点涂可治寻常性疣赘、刺瘊

二十三、仁宗偏爱甘桔汤

医家说甘草"除邪热，袪咽痛"、桔梗"疗咽喉痛，利肺气"，这与历史上老百姓广泛运用甘草和桔梗的经验完全吻合。

甘草与桔梗合用，医界称为"甘桔汤"，是由医圣张仲景的"咽痛者，可与甘草汤；不瘥者，与桔梗汤也"的论述而来的，通常用于对咽喉口舌诸病的治疗。

宋仁宗赵祯关注文化事业发展，曾几次下诏搜集散在于各地和民间的图书，以充实国家书库，其中也包括中医药典籍。他涉猎广泛，阅读的书目中涉及中医药的内容，还对不少问题提出自己的见解。

在中药处方中，他尤其喜爱甘桔汤，几经琢磨，在此方的基础上加入荆芥、防风、连翘等，为这个方赐名曰"如圣汤"，极言其效验。

后世医家经过反复研究和实践，赋予此方主攻咽喉肿痛之功，用于对咽中有疮、咽物不下，以及咳嗽咯血、肺痿痰唾气促及小儿疮疡疹毒等的治疗。

甘草、桔梗

是老百姓熟知并常用的中药。世代流传的民谚中就有"甘草桔梗，专治喉咙"之说。

甘草别名　甘草味道甜美，故又名美草、蜜草、甜草、蜜甘、甜根子；形状细长，皮内粉色，故又名棒草、粉草；作用广泛，故又名灵通、国老。

桔梗别名　桔梗也有很多别名，如符扈、白药、利如、梗草、卢如、房图、荠苨、苦梗、苦桔梗、大药等。

甘草主产我国内蒙古、甘肃，其次为陕西、山西、辽宁、吉林、黑龙江、河北、青海、新疆，历史上以内蒙古伊克昭盟（现鄂尔多斯市）杭锦旗所产品质最优。

功能　和中缓急、润肺、解毒、调和诸药。生用，能治咽喉肿痛、消化性溃疡、痈疽疮疡，解药毒及食物中毒；蜜炙用，能治脾胃虚弱、食少、腹痛便溏、劳倦发热、肺痿咳嗽、心悸、惊痫。

经方验方　历代应用甘草之方甚多，俗有"十方九甘草"的说法。如治脾胃虚弱的四君子汤，是炙甘草和党参、茯苓、白术共同组成的；治肺痿的甘草干姜汤，是炙甘草和炮姜组成的；治心律不齐、心悸的炙甘草汤，是由炙甘草为主药，加人参、生地、阿胶、桂枝、麦门冬、麻仁、生姜、大枣组成的。在张仲景《伤寒杂病论》一书中，用甘草的方子就有几十个，《汤液本草》给它写下"可上可下，可内可外，有和有缓，有补有泄"的评语。

入药部位

桔梗全国各地均有出产，以安徽、河南、湖北、辽宁、吉林、河北、内蒙古为主要产地。

功能　开宣肺气，祛痰排脓，用于对外感咳嗽、咽喉肿痛、肺痈吐脓、胸满胁痛、痢疾腹痛的治疗。

经典记载　按照《本草崇原》之说，桔梗为气分之药，上中下皆可治。上可开肺气，治咳嗽、咽痛、肺痈；中可去积气，治胸满、胁痛、积聚；下可破滞气，治腹痛、肠鸣、痢疾。

现代研究　桔梗有明显的祛痰、降低血糖和抑制絮状表皮癣菌的作用。

健康小方

无论是防治疾病还是生活保健，用到甘草、桔梗的地方非常普遍，许多老百姓家里都经常备有这二药，以供自家治疗小疾小病和当作茶饮。

甘桔汤
- **材料**

甘草……………60 克

桔梗……………30 克

- **用法**

二物以水煎服

- **功效**

本方出自医圣张仲景撰著的《金匮要略》，可治肺痈咳嗽胸满，时而唾出腥臭

桔梗枳壳汤
- **材料**

桔梗……………30 克

枳壳……………30 克

- **用法**

二物以水煎服

- **功效**

此法出自宋代沈括、苏轼撰著的《苏沈良方》，治肺咳胸满有较快的效果

桔梗茴香散
- **材料**

桔梗、茴香等分

- **用法**

烧研外用

- **功效**

此法出自明代胡濙撰著的《卫生易简方》，可治牙疳臭烂

二十四、名家不可居无竹

竹子在人们心目中是非常受欢迎的植物，它带给人四季常青、无限生机的视觉享受和沁人心脾、含义深远的清香之气、淡雅之风，让人爱之难忘。

以竹为题材的诗词、文章、绘画很多，不少都成为历史遗存的精品。苏东坡酷爱竹子，曾留下了"可使食无肉，不可居无竹，无肉令人瘦，无竹使人俗"的绝唱。

他还专门为画竹的能手写传，在他的散文《文与可画筼筜谷偃竹记》中就记载了当朝一位叫文同的画家的故事。

文同画竹到了痴迷的程度，无论刮风下雨、电闪雷鸣还是炎热酷暑、寒冬腊月，都能见到他在竹林当中游转的身影。他不仅细心丈量竹子高矮、粗细的尺寸，而且仔细观察竹子的形态变化、颜色、姿势等，就连竹叶的稀疏都要记录下来。长期的观察和琢磨，使竹子的形象烂熟于心，画起竹子来能一挥而就，从不需要什么草图。以致向他求画的人络绎不绝，他也成为当时公认的画竹高手。

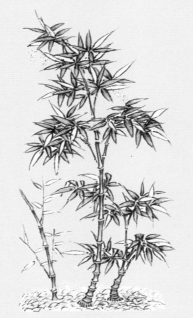

竹

是高大乔木状禾草类植物。

原产地　竹子原产中国，类型众多，适应性强，分布极广。

分布　全世界共计有70个属1 200种，盛产于热带、亚热带和温带地区；中国共有22个属，200多种，分布于全国各地，是世界上产竹最多的国家之一。

古今功用

竹子全身入药。

竹身 具有清热除烦、利尿消肿、清肺化痰之功，可用于口干舌燥、心烦意乱、小便不利、水肿、肺热咳嗽、痰多等的治疗。

竹叶 竹叶既可单味泡水当茶，又可配入复方使用，有清热除烦、生津利尿之功，《伤寒论》中的竹叶石膏汤、《外台秘要》中的竹叶汤、《太平圣惠方》中的淡竹叶粥、《医方简义》中的导赤散等，都是它的代表作。古今方中，用竹叶者居多，《药品正义》赞它：清气分之热，非竹叶不能。

竹衣 是竹秆内的衣膜，对喉哑劳嗽的治疗有奇功，《景岳全书》中有竹衣麦门冬汤方一首，以竹衣配麦门冬、竹沥、竹叶、茯苓、橘红、杏仁、桔梗、甘草等煎汤内服，对劳疾痰吼、声哑不出难治者有显效，至今仍被演艺界一些演员作为护嗓养音之用。

竹茹 是竹子茎秆除去外皮后刮下的中间层，入药尚有淡竹茹、青竹茹、竹皮、麻巴、竹二青等异名，是临床常用之品，具有清热凉血、化痰止呕之功，古今医家中运用的心得颇多，也涌现出了不少经方、名方、验方，如《金匮要略》中的橘皮竹茹汤、竹皮大丸，《类证活人书》中的青竹茹汤，《千金方》中的淡竹茹汤，《圣济总录》中的竹茹汤，《三因方》中的温胆汤，《济生方》中的竹茹膏等，分别记录着它治疗烦热、呕吐、呃逆、痰热咳喘、吐血、衄血、崩漏、恶阻、胎动、惊痫的功劳。

入药部位

果 花 叶 茎 衣 根 种子 其他

竹子对人类的贡献颇多，绿化、美化、净化环境之外，入食、入药之用皆不少见：入食，以竹子的嫩苗竹笋和嫩叶为多；入药以竹茹、竹沥油为多。

竹茹薄荷水

- **材料**

竹茹……………… 5 克

薄荷……………… 3 克

- **用法**

二物以沸水浸泡，放凉后漱口

- **功效**

可去除口臭、保持口腔洁净，对龋齿、牙龈炎、口腔炎有一定辅助防治作用

竹叶生地茶

- **材料**

竹叶……………… 9 克

生地………………12 克

- **用法**

煮水为茶

- **功效**

对尿道疼痛、小便不利，或小便带血者有效

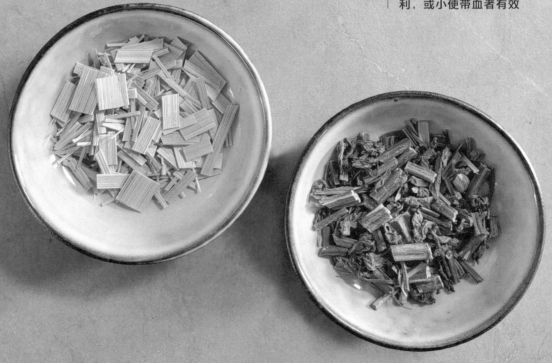

二十五、许叔微自用**苍术**

　　俗有"医不自治"之说，但为医自治者也不在少数，宋代著名医家许叔微就是其中的一位。他不但用苍术治愈了自己多年的停饮痼疾，而且还收录到晚年撰写的经验集《普济本事方》中。

　　书中说，许叔微身患饮疾三十年，症状是喝下水、酒等饮品时，左侧腹中汩汩有声，胀闷不适，口中要呕吐大量的酸水出来才能缓解，"暑月只右边有汗，左边绝无"。为此，他造访了无数名医，也从古医籍中找来不少方子进行治疗，补泻之法差不多都用遍了，都未能彻底解决。

　　仔细思忖，这病可能与自己常年熬夜写作，习惯向左侧伏案有关。加上睡前又喜欢饮酒，躺下后睡姿多向左卧，久而久之，使伏饮集于左侧不行，故而成疾。所以必有呕吐才能缓解，而积淀之水又不易排出，所以病难除根。

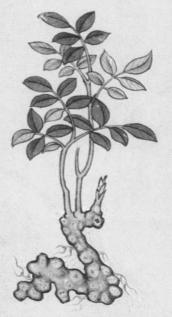

苍术

　　为菊科植物南苍术与北苍术等的根茎，历史上曾与白术混用，后根据功用差异而分开。

别名　因与白术相比，其根色苍黑而名，还有赤术、青术、仙术、马蓟等称谓。

产地　它广泛分布于江苏、浙江、安徽、江西、湖北、河北、山东等地，传统认为以产于江苏茅山一带的为上品，故有茅术、茅苍术之称。

　　脾主水湿，只有健脾利湿才能根除此病。于是以苍术一斤，去皮切片为末，生麻油半两，水二盏，研滤汁，大枣五十枚，煮去皮核，捣和丸如梧子大。每日空腹温服五十丸，服三月而疾除。

医不自治，许氏却自治，关键在于辨证准确，用药得当。许叔微仅用苍术一味药就治愈停饮痼疾，正是苍术芳香避秽、燥湿化痰功能的体现。

经方验方 古方用苍术者甚多，如《太平惠民和剂局方》中治疗脾胃不和、腹满胁痛、不思饮食的平胃散；脾胃感寒、时暑暴泻、胸膈痞闷的曲术丸；四时瘟疫、头痛项强、咳嗽声重的神术散；《素问病机气宜保命集》中治疗脾经受湿、水泄注下、不欲饮食的苍术芍药汤；恶痢日久、殒泄不止、饮食难下的椒术丸；《活人心统》中治疗脾经湿气、四肢困倦、酗酒伤食的苍术膏；《类证活人书》中治疗湿温多汗、身体虚弱、困乏无力的白虎加苍术汤；《丹溪心法》中治疗湿热困体、身重如裹、筋骨疼痛的二妙散；《普济方》中治疗牙床风肿、疼痛难耐、水米难进的苍术散等。

驱邪防疫 必须强调的是，除对疾病的治疗作用外，苍术的驱邪防疫功能很早就被古人发现并广泛应用，对古今疫病的防治都发挥了重要的作用。李时珍在《本草纲目》中对汉以来的情况进行了简要的小结，认为张仲景、陶弘景都说苍术能除恶气，所以病疫及岁旦时节，人家往往烧苍术以辟邪气。

明清之后，这种防疫方法一直在继续，就是在近年发生的"非典"和"新冠肺炎"的防治中，也都留下了苍术参与的印痕。

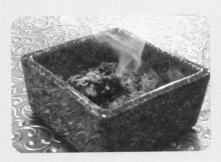

烧苍术以辟邪气

入药部位

果

花

叶

茎

皮

根

种子

其他

健康小方

民间对苍术运用最广泛的，就是用苍术祛邪防病。端午时节，在中国及其周边国家普遍流行的香囊制作；新年之际，华北地区用苍术熏房的民俗等，都是这一理念的体现。

苍术三味饮

• **材料**

苍术……………10 克

陈皮…………… 6 克

山楂…………… 9 克

• **用法**

三物共煎为汤，或沸水反复冲泡后为饮

• **功效**

对胃脘满闷、恶心呕吐、腹痛泄泻有防治效果

苍术三味粥

• **材料**

苍术……………12 克

鲜荷叶…………30 克

（或干荷叶 9 克）

泽泻…………… 9 克

高粱米…………30 克

• **用法**

诸物一起煮粥

• **功效**

燥湿健脾、利水消臃、降脂减肥

二十六、李清照的茱萸乐

李清照，是我国两宋时期最负盛名的女词人、婉约词派的代表人物之一，有"千古第一才女"之称。

李清照出身于书香门第，在良好的家庭环境中，自小打下坚实的文学基础。她的丈夫赵明诚，出身官宦世家，聪颖好学，热衷于金石书画的研究。二人结婚时，赵明诚还在太学读书，尚无俸禄。为了满足爱好和追求，夫妻二人节衣缩食，甚至典当衣物，到大相国寺文玩市场去搜罗金石书画。

金秋九月的一天，他们在市场上发现了一幅唐代书法家李阳冰的篆书拓片，兴奋得爱不释手，可苦于囊中羞涩，无法购买。赵明诚毫不犹豫地脱下衣服作为抵押，终于把这幅珍品拿回家中。

二人赏玩之间，突然看到书案上盛开的茱萸花，想到就要临近的重阳节，不禁触景生情。对酒当歌。诗词唱和之际，挥毫写下了"卖衣换得买书钱，性癖周秦金石篇，猛见茱萸知九日，半瓶余酒助诗研"的佳篇，一时传为美谈。

茱萸

古时候，茱萸在家庭的栽培是比较普遍的。

习俗　重阳节，不仅有佩戴茱萸登高以求免灾的习俗，而且还有以茱萸为主题的插花活动。重阳有双阳重叠的含义，又有重视阳气的含义。一个「重」字，两种读音，表现出古人「重阳养阳」的理念，彰显了先民们的养生智慧。

古今功用

入药部位

山茱萸和吴茱萸，都是治疗疾病的良药。

山茱萸常作为补虚良药。

功能　补肝肾、涩精气、固虚，可治疗腰膝酸痛、眩晕耳鸣、阳痿遗精、小便频数、虚汗不止诸症。

经方验方　常用的六味地黄丸，就是以它为主药的，并衍化出金匮肾气丸、知柏地黄丸、杞菊地黄丸、八仙长寿丸、都气丸等治病良药。另外，《太平圣惠方》中用它与牛膝、桂心为末，以温酒送服治疗"五种腰痛，下焦风冷，腰脚无力"；《方龙潭家秘》中有用它与益智仁、人参、白术共煎，治疗"老人小水不节，或自遗不禁"的验方。

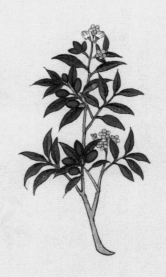

现代研究　山茱萸对金黄色葡萄球菌、伤寒杆菌、痢疾杆菌等有抑制或杀灭作用，这可能就是古人在重阳节用它"免灾"的理论基础。

吴茱萸作用也很广。

功能　具有温中、止痛、理气、燥湿等作用，用于对呕逆吞酸、厥阴头痛、脏寒吐泻、脘腹胀痛、脚气、疝气、口疮溃疡等的治疗。

其枝叶、根也均作药用，叶治霍乱、下气，根杀蛲虫、蛔虫。

两茱萸用于健身疗疾的方法居多，仅摘录古今医家的经验方两首。

五更泄泻方
• **材料**

山茱萸⋯⋯⋯⋯60 克

米饭适量

• **用法**

山茱萸研为细末，以米饭为丸，临睡前服，即用饭压之，忌饮酒行房

• **功效**

此方出自清代陈士铎的《本草新编》（又名《本草秘录》），据称三日而泄泻自愈

降低血压方
• **材料**

吴茱萸、醋各适量

• **用法**

吴茱萸研末，每次取 20 ~ 30 克，用醋调为稀糊状，于睡前敷双脚心（涌泉穴）上，用干净棉布包裹

• **功效**

一般 24 小时内血压开始下降，相应症状减缓。轻则一次达到降压效果，重则 2 ~ 3 次见效。此方出自现代临床医案，有大量病例可以证实

二十七、徐翁食黄精升仙

据南宋洪迈创作的文言志怪集《夷坚志》记载，有一位居住在袁州（今江西省宜春市）萍乡县兴教寺附近的徐姓老人，每天都见到一条黄犬在附近出入，而从未见过其主人，心中未免产生很多猜疑。后来，他把这条犬诱骗到家中杀而食之，结果升仙而去，原来所食者乃黄精也。于是，后人在此地建了一座纪念亭，称之"徐仙亭"。

这显然是一个传说，与历史上对黄精的诸多美化、神话的故事不无关系。如西晋张华的神话志怪小说集《博物志》中就有这样的记载：黄帝问天老："天地所生，有食之令人不死者乎？"天老说："太阳之草名黄精，食之可以长生；太阴之草名钩吻，不可食之，入口立死。"

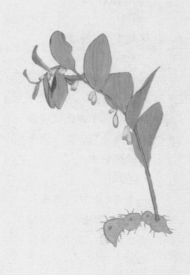

元代诗人吾子行总结说："山中有灵草，乃云太阳精。况闻天老言，饵之可长生。"可以看出，黄精在古人心目中是补益气血、强身健体、延年益寿之物。

黄精

是中药中的一味补药，李时珍称它为「服食要药」。

价值 古人认为它是以「太阳（白色）之精华」与「土（黄色）中之精华」结合而成，为仙草之类的稀罕之物。

品种 入药品种包括黄精、囊丝黄精、热河黄精、滇黄精、卷叶黄精、玫瑰红黄精、甘肃黄精、弯花柱黄精、红果黄精、长梗黄精、深山黄精等十几种。

黄精的生长地域涵盖黑龙江、吉林、辽宁、河北、河南、山东、安徽、湖北、湖南、广东、广西、山西、云南、内蒙古、新疆、陕西、甘肃、青海、浙江、江苏、江西、福建等省区。这无疑告诉人们这样一个事实：黄精影响之大，被认识之广、运用之多，在中药中是出类拔萃的。

功能 关于黄精的功用，《本草纲目》说它壮筋骨，益精髓，变白发。《本草便读》说它药甘如饴，性平质润，为补养脾阴之正品。

经方验方 《奇效良方》创枸杞丸，以枸杞、黄精等分为丸，用于补益精气;《太平圣惠方》创蔓菁子散，以蔓菁子、黄精为散，补肝气、明目、治眼疾等。后人有以黄精与当归组成九转黄精丹，补脾养胃；以黄精与白及、旱莲草等组成八珍益肺片，滋阴润肺；以黄精与黄芪等组成黄精五味方，补肾益精等，都是对黄精传统功能的具体应用和发挥。

药理研究 黄精对心肌具有保护作用，能使冠状动脉的血流量明显增加，能提高血管中酶的活性，能缓慢降低血压，能降低血糖和抑制血糖的升高；有确切的抗衰老作用，能增加动物的耐力和肝脏活性，以延长生命过程。

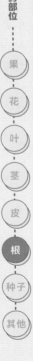

入药部位

果
花
叶
茎
皮
根
种子
其他

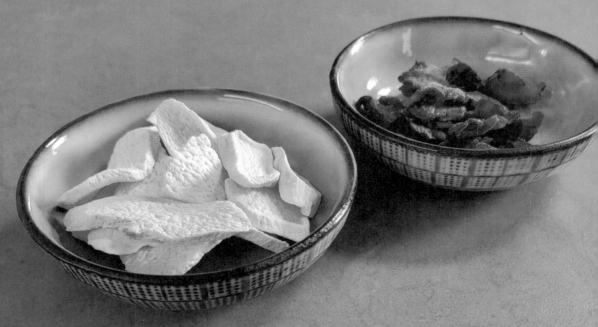

自古以来，除医家对黄精的广泛应用外，民众用黄精养生健体的也比较普遍，有谚说："勿问西东，只用黄精。"除单独食用之外，黄精养生主要体现在药膳上。

黄精滋阴酒

•材料

黄精……………… 100 克

玉竹……………… 100 克

清香型白酒… 500 毫升

•用法

二物浸入酒中，半月后开始饮用，每日 15 毫升

•功效

健脾养阴、增液利咽、补脑益智、解除疲乏、乌黑白发

黄精山药粥

•材料

黄精……………… 30 克

怀山药…………… 30 克

粳米……………… 90 克

•用法

加水共煮为粥，隔日一餐，连服两周

•功效

健脾开胃、增强食欲、提神增力、壮腰强筋

黄精党参鸡

•材料

黄精……………… 50 克

党参……………… 30 克

老母鸡………………… 1 只

大葱、生姜、花椒、大茴香适量

•用法

蒸煮后分次食用

•功效

补中益气、宣肺止咳、养胃增食、解乏强体、除烦安神、促眠敛汗

二十八、人参本为救命药

人参抢救危亡的故事太多，古今医籍中都有大量的记载。从明代医家李时珍在《本草纲目》中收录的朱丹溪用人参膏救人活命的医案，可见一隅。

传说浙江浦江县的郑义士患上了痢疾，一天傍晚忽然昏倒在地，双目上翻，小便失禁，大汗淋漓。家里人赶紧求朱丹溪诊治。朱丹溪诊测他的脉象脉大而且没有次序，就告诉病家说："这是阴虚而又阳气突然丧失。"立即让病家去熬制人参膏，并且迅速灸治他的气海穴。不一会儿病人的手动了起来，又一会儿嘴唇也动了起来。等到人参膏熬成之后，让他服了三次，就苏醒了。后来病人服完了数斤人参膏，病痊愈了。

李时珍还介绍了人参膏的制法，后人改进为：人参250克，加清水2 000毫升，武火烧开后改用文火煎，待汁液煎至1 000毫升时，停火滤出汁液；二煎，向药渣中注入清水1 000毫升，煎至500毫升；二次汁液合并，熬膏收存。用时以温开水送服，每次15毫升。

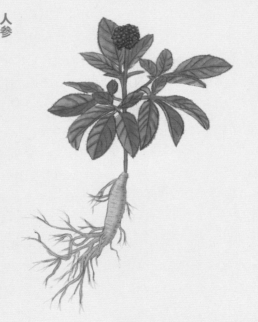

人参

属多年生草本植物。其性温、味甘而微苦，为名贵的进补药材。

别名　因其有挽救危亡之功，而得名神草、土精、地精、百尺杵；因其形、色奇特，而得名黄参、血参、棒棰、孩儿参。

古今功用

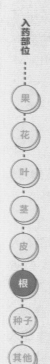

入药部位

果
花
叶
茎
皮
根
种子
其他

我国的人参主要产自吉林、黑龙江、辽宁、河北等地的深山中，习惯称为"野山参"。东北地区有大量的栽培，称为"园参"或"移山参"，以吉林省产量最高。国外的品种，如朝鲜的高丽参、日本的东洋参、美洲的西洋参等，入药时与国产人参通用。

人参是中药中最被看重的贵重药材之一，《本草图经》赞之为"万病之灵药"。

经典记载　历代本草著作中几乎没有不谈及人参的，或谈药性，或谈药理，或谈功效，或谈用法，或谈禁忌，把人参说得出神入化。如《神农本草经》说人参补五脏，安精神，定魂魄，止惊悸，除邪气，明目，开心益智。《本草正》说人参：气虚血虚俱能补，阳气虚竭者，此能回之于无何有之乡；阴血崩溃者，此能障之于已决裂之后。

功能　概括各家之论，人参的功能可总结为：大补元气、固脱生津、安神，以用于对劳伤虚损、食少、倦怠、反胃吐食、大便滑泄、虚咳喘促、自汗暴脱、惊悸、健忘、眩晕头痛、阳痿、尿频、消渴、妇女崩漏、小儿慢惊风及久虚不复、一切气血津液不足证的治疗。

药理研究　人参有利于平衡神经系统的兴奋和抑制，增强机体对各种有害刺激的防御能力，有明显的抗应激作用；还能强心、调整血压、降低血糖、促进蛋白质合成、改善物质代谢。凡有与神经、内分泌、循环、消化、运动系统相关的功能不足，或身体亏虚症状的人，可以选用人参适时进补。

运用禁忌　体壮无病和患实证、热证者，切不可乱服。

由于历史上野生人参的药源有限，其价值和价格都很高，在治疗危重疾患时，一般都采取单煎的方法，不直接入药煎用。人参用于保健的范围就更有限，寻常百姓家很少使用。

人参杞地酒

• **材料**

人参…………………12 克
枸杞子………………20 克
熟地…………………15 克
高度白酒…… 500 毫升

• **用法**

诸物泡入酒中，一个月后开瓶饮用

• **功效**

益气提神、滋阴养心、辅助正气、调整阴阳

人参母鸡汤

• **材料**

人参（切片）…… 15g
葱姜等调料适量
老母鸡…………… 1 只

• **用法**

诸物装入老母鸡腹内，用砂锅快煮慢炖，食肉喝汤，每周 1 次

• **功效**

对久病体虚之少气懒言、四肢倦怠、动辄汗出者有益

二十九、大黄四两拨千斤

我国清代著名的文学家袁枚曾患有慢性痢疾，老年阶段不时复发。

家人为他请来一位医生诊治，那医生便从"老年多虚"的惯用思维出发，使用大量的人参之类的药物进补，结果越治越重。幸亏好友张止原闻讯赶来，改用大剂量大黄治疗，结果三剂而愈。

袁枚感慨万千，写下了"药可通神信不诬，将军竟救白云夫。医无成见心才活，病到垂危胆亦粗"的答谢诗。

在诗中，他不仅谈到了正确的用药道理，而且谈到了正确的行医道理：医生必须正确掌握辨证施治，胆大心细；补泻要结合病情，明察病机才能妙手回春。

他虽不是医生，但从亲身经历中悟出的这些道理，却为医生上了生动的一课。

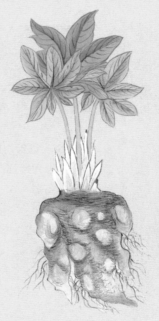

大黄

将军，乃带兵用武之人，自然具英武彪悍之性。中医学中将大黄比作将军，与其具有强烈的荡涤脏腑、去秽除浊之功有关。

《汤液本草》说，大黄能泄满、推陈致新、去陈垢而安五脏，谓如勘定祸乱以致太平无异，所以有将军之名。得名大黄，味苦性寒。

功能　具有泻热毒、破积滞、行瘀血的功能，广泛用于对实热便秘、谵语发狂、食积痞满、痢疾初起、里急后重、瘀停经闭、癥瘕积聚、时行热疫、暴眼赤痛、吐血、衄血、阳黄、水肿、淋浊、溲赤、痈肿疮毒、疔疮、汤火伤等的治疗。

经方验方　古人据此创造出的名方很多，如《伤寒论》中治阳明实证、泻肠中燥屎的大承气汤，《素问病机气宜保命集》中治大便秘结的大黄牵牛丸，《太平圣惠方》中治热病狂语及诸黄的雪煎方，《医林集要》中治妇女经血不通、赤白带下的无极丸，《千金方》中治腹内积聚、大小便不通的神明度命丸，《普济方》中治肠澼、痔积的千金散等。

药理研究　大黄的泻下作用来源于它含有的大量大黄酸，除通便泻下之外，还有确切的抗菌、抗肿瘤、降压、降低血清胆固醇、止血、利尿等作用。现代临床有用大黄治疗血小板减少症、口腔炎、毛囊炎、烫伤、下肢溃疡、小儿蛔虫性肠梗阻、肠胀气等的大量报道，均取得满意疗效。

使用注意　不少人以为大黄是"大下大泻"之药而不敢轻易用，甚至一些人宁愿用人参、鹿茸之类补药补出毛病，却不愿用大黄之类的泻药去治病。实际上大黄绝非只是一味泻药，根据生用、熟用、炒炭的不同炮制方法，可以实现攻补兼施的目的。大剂量的大黄会产生泻下作用，而小剂量的大黄会引起便秘，这与它既含有大量的大黄酸又含有大量的鞣质有关。

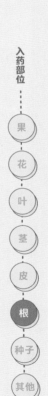

入药部位

果
花
叶
茎
皮
根
种子
其他

健康小方

大黄多以药用为主，也有将其用于养生保健的，关键是如何正确把握病理、药理和具体的用法问题，一定要在医生指导下应用。

治牙齿疼痛
生大黄 10 克，沸水泡 5 分钟后作茶饮用，每日数次，连服 3 日

治小儿痱子
生大黄 30 克，浸入 200 毫升 95% 的乙醇中，1 周后用浸泡液擦涂患处
● **注意**
已发生溃烂感染者慎用或禁用

止鼻出血
生大黄粉 2 克，水冲服，每日 3 次

三十、杨介善用香白芷

南宋医家王璆的《是斋百一选方》中，曾收有前辈医家杨介巧用白芷一味药治愈头风的故事。

杨介，字吉老，祖传世医，曾担任过北宋太医院御医。他知识渊博、医术精湛，善治多种疑难杂症，每多奇效。相传，宋徽宗赵佶患脾胃疾，多方医治不效，要他诊治。他一反常法，以冰块煎理中汤，服之痊愈，声震朝野。

一次，杨介在原籍都梁（今江苏省淮安市盱眙县）接诊了一位叫王定国的病人，此人患头风多年，疼起来呼天喊地，百药不效。杨介给他三丸药，告诉他服之可愈。他抱着怀疑的态度一试，结果真的把折磨他多年的头风治好了。恳求其方，原来就是白芷一味药，洗晒为末，炼蜜为丸，每次一丸，用清茶或荆芥汤化下。王定国感恩再三，遂以得到这个处方的地方都梁为名。这就是被王璆收入《是斋百一选方》的治愈奇病的"都梁丸"。

白芷

是伞形科植物兴安白芷、川白芷、杭白芷或云南牛防风的根。

产地 主要产地在四川、河北的『祁白芷』、河南的『禹白芷』『会白芷』亦有名，湖南、湖北、山西、安徽、山东等地也有出产。

寓意 白芷的名声很大，在《荀子》《离骚》《说文解字》《尔雅翼》等经典著作中都有关于它的专门论述，因其『气香素洁』而被誉为『君子之草』。

古今功用

白芷药材以独枝、皮细、外表土黄色、坚硬、光滑、香气浓者为佳。

经典记载　白芷之药用，在《神农本草经》已有详述，说它主女人漏下赤白、血闭、阴肿、寒热、头风侵目泪出，长肌肉、润泽，突出其在妇科调经和健美肌肤方面的作用。《日华子本草》重点拓展了它在外科领域的应用。《本草纲目》重视其芳香开窍和解毒疗疮的作用，说它治鼻渊、鼻衄，齿痛、眉棱骨痛、小便出血、妇人血风眩晕、翻胃吐食，解砒毒、蛇伤、刀箭金疮。《本草汇言》称赞它上行头目，下抵肠胃，中达肢体，遍通肌肤以至毛窍，而利泻邪气。

功能　古人在临床上对白芷的应用很广，现代出版的《中药大辞典》综合各家之说，把它的功能概括为祛风、燥湿、消肿、止痛四个方面，在古代医家的传统论述中增加了治寒湿腹痛、皮肤瘙痒的用场。

经方验方　《朱氏集验医方》《是斋百一选方》《丹溪心法》《疡医大全》《十便良方》《本草衍义》《卫生简易方》《濒湖集简方》《种福堂公选良方》等医著中都有相关的方药和经验总结。

现代临床　白芷具有广谱抗菌和某些兴奋神经中枢的作用，把它运用到头痛、牙痛、三叉神经痛等多种疼痛的治疗上，屡获满意疗效。

入药部位

果

花

叶

茎

皮

根

种子

其他

白芷馨香宜人，有"香白芷"之称，又可健身美肤，深受人们，尤其是女性的喜爱，常被做成佩戴和室内悬挂之物，或制成面膜、洗剂；也有将其与食物结合在一起煲汤、烹食，以用于康体疗疾的。

辟邪香袋

• **材料**

白芷……………10 克

苍术……………15 克

辛夷…………… 5 克

防风……………15 克

川芎……………10 克

细辛…………… 5 克

冰片…………… 2 克

• **用法**

诸物共为粉末后，分装入 5 个香袋内，用于佩戴或悬挂

• **功效**

通鼻窍、畅呼吸、醒头脑、提精神、避邪气、驱蚊虫

美容香煲

• **材料**

白芷…………… 9 克

陈皮…………… 6 克

鱼肚………… 250 克

大葱、生姜、大茴香等调料适量

• **用法**

诸物一起清炖，在起锅前 5 分钟加入适量的料酒、小磨麻油和食盐，即可开锅享用

• **功效**

有开宣肺气、养颜美容、润泽肌肤、去皱的作用，久用有效